가족의 치료중단 요구와
의사의 생명보호의무

경제적 사유로 치료를 중단할 수 있는가?

가족의 치료중단 요구와
의사의 생명보호의무

경제적 사유로 치료를 중단할 수 있는가?

송기민 지음

한국학술정보㈜

추천사

　인간은 존엄하고 그 생명은 절대적으로 보호되어야 할 최고의 가치를 지니고 있다. 이러한 국민의 생명과 신체를 보호하는 것은 국가의 태생적 의무이고, 국가는 이를 실현하기 위하여 최선의 노력을 다하여야 할 것이다. 하지만 의료현실에서는 진료비 등 여러 요인에 의하여 인간생명의 가치가 경시된 점이 없지 않고, 이는 그동안 의료계의 자유로운 판단 영역으로 여겨져 왔다. 하지만 널리 알려진 일명 '보라매병원사건'을 통해 이러한 의료관행에 법적 개입이 시작되었으나, 10년이 지난 지금 의료계와 법조계는 협력하여 개선방안을 찾기보다는 각기 자신의 입장의 타당성만을 주장해 왔음을 부인할 수 없다. 즉, 의학적으로는 생명을 구할 수 있음에도 불구하고 경제적인 사유 등 의료 외적인 이유로 치료를 거부해 사망하는 의료현장의 딜레마를 의사에게만 전가하는 사례는 시정되어야 하는데, 본 글에서는 그러한 점을 잘 지적하고 개선방향을 제시하고 있다.

　본인은 저자의 학위논문심사를 통해 알게 된 인연으로 개인적으로 친밀하기는 하나 본인은 의료법학자가 아니어서 본 글의 추천인으로 적합하지 않다는 생각에서 이를 사양한 바 있다. 그러나 응급환자의 치료중단으로 인한 문제점을 구체적인 사례와 법이론적 분석을 통해 근본적인 문제점을 발견하고, 법과 제도의 개선방안을 제시한 본 글은 어찌 보면 초고령사회를 목전에 두고 있는 우리나라의 현실에서 매우 시의적절한 참고 서적이 될 수 있다고 생각한다.

　최근 우리나라는 세계 인구역사상 어느 나라도 경험하지 못한 심각한 저출산·고령화 현상이 매우 빠른 속도로 진행되고 있다. 이러한 인구고령화와 응급환자 치료중단과 의사의 생명보호 의무는 깊은 관련이 있다. 따라서 이는 의료계와 법조계가 협력하여 의사가 치료에 전념할 수 있도록 함으로써 귀중한 생명에 소홀함이 없도록 우리사회가 심도 있게 논의해 보아야 할 주제라고 생각한다. 이 분야에 관심이 있는 여러분의 일독을 권하고 싶다.

2011년 1월

눈 내린 행당동 켐퍼스에서

한양대학교 고령사회연구원장 조남훈

추천사

　모든 인간은 존엄과 가치를 지닌다. 국가는 이를 보호할 의무가 있다. 인간의 존엄과 가치권을 보호하기 위하여 국가는 우선 생명권을 보장해 주어야 한다. 외적으로부터 생명을 보호해 주기 위해 군인을 만들었고, 질병으로부터 생명을 보호하기 위해 의사를 만들었다. 군인과 의사는 국가의 대국민생명보호의무를 대신 수행한다는 점에서도 공통점을 갖는다.

　1997년 발생한 보라매병원사건에서 환자의 처의 요구에 따라 퇴원을 허락한 의사에게 살인방조죄 책임을 인정한 근거가 여기에 있다. 의사는 환자의 생명유지의무를 우선하여 한다. 그러나 당시 의사들은 환자를 치료하고 간병하여야 할 처의 딱한 처지를 무시할 수 없었다. 식물인간이나 반신불수상태로 지내야 할 환자에 대한 책임은 국가가 지는 것이 아니라 1차적으로는 그의 처에게 있는데, 환자의 치료비로 인해 그 가족들은 전체가 해체될 위험에 놓일 수밖에 없었다. 치료비가 없어 남편을 퇴원시킨 처의 행위는 사회상규에 위배되지 아니하는 행위라고 항변하였지만 법원은 '처는 치료비가 과다하여 더 이상 부담할 수 없더라도, 남편의 생명보호를 최우선적으로 고려하여야 할 부양의무가 있어 사회상규에 위배되지 아니하는 행위라고는 도저히 볼 수 없다'고 하여 유죄를 선고하였다. 의료기관 역시 마찬가지였다. 환자가 무자력이면 그 많은 치료비를 한 푼도 받을 수 없다. 높은 인

건비와 치료재료대를 국가가 대준 것도 아니다. 국가는 환자가족이나 의료기관에 대해 어떤 책임도 지지 않으면서 의무만 부담시켰다. 이는 사회정의에 어긋난다.

보라매병원사건은 우리에게 커다란 교훈을 주었고, 이후 최소한 응급환자에 대하여는 치료우선원칙을 세웠다. 만약 환자로부터 치료비를 받지 못하는 의료기관에 대하여 응급의료비 미수금대불제도를 도입한 것이다. 치료비를 받지 못할 것을 염려하여 진료거부행위를 못하도록 제도화하였다. 국민의 생명권은 획기적으로 보호받기 시작하였다.

많은 법학자는 생명권을 강조하면서 생명권 앞에서 경제적 기본권은 고려되어서는 안 된다고 생각한다. 그러나 생명권을 유지하기 위해서는 경제적 뒷받침이 있어야 한다. 2008년 발생한 세브란스병원 존엄사사건에서 법원은 '치료비용이 과다한 경우라면 환자 본인과 가족의 경제적인 부담뿐 아니라 의료자원의 균형적 배분이라는 사회적인 관점에서도 그 중단 여부를 결정하는 데에 참작사유가 될 수 있을 것이다'라고 판시하였다.

응급의료에 관한 국가의 의무, 제도운영상 문제점과 개선방안 등에 대한 법적인 연구가 제대로 진행된 바 없었다. 선진적인 제도로서 발전되어야 하지만, 보호의무자에게 원치 않는 치료비 채무를 부담시키거나 지불능력이 있으면서도 거부하는 부작용을 낳게 하였다. 응급의료비 미수금대불제도와 그 이면에 발생한 이런 문제에 관하여 우리나라에서는 처음으로 법적 접근을 하였다. 특히 저자는 대불제도의 주무부서인 건강보험심사평가원에 근무하면서 실무적으로 느낀 많은 논제들을 깊이 있게 성찰하고 그 해결책을 제시하고 있다. 응급의료라는 특수한 상황은 이제 건강보험급여라는 보편적 상황에도 적용하여야 할 공통의 문제점이 있다. 과잉진료와 부당진료의 문제가 그것이다.

이 글이 향후 고령화 사회에 대비하여 보건의료재원이 적정한 한계효율을 가질 수 있도록 국민적 합의가 이루어지는 출발선에 서기를 기대한다.

2011년 1월

변호사 법학박사 고려대학교 법대 겸임교수

신현호

추천사

　인간의 생명권은 인권이자 생존권으로 헌법에 규정된 모든 기본권의 전제로서 기능하는 기본권 중의 기본권이므로, 환자의 생명과 직결되는 응급의료를 중단하는 것은 거의 있을 수 없다. 빈곤하거나 현재 지불능력이 없다고 하더라도 누구든지 응급의료의 권리를 불평등하게 받지 않을 권리가 있음은 분명하다.

　이 책은 모든 국민은 성별, 연령, 민족, 종교, 사회적 신분 또는 경제적 사정 등을 이유로 차별받지 아니하고 응급의료를 받을 권리를 가지고 있다는 점을 확인시키고 이에 대한 국가의 역할과 책무를 강조하고 있다. 이러한 저자의 관점을 통해서 우리 사회는 의료복지, 의료평등에 대해 근본적인 성찰의 계기를 가질 수 있을 것으로 본다. 더불어 이 책은 응급의료의 법리를 알기 쉽게 설명하고 제도 개선 등의 정책 구현에 많은 지적 자극을 제시하고 있어 꼭 한번 읽어 볼 필요가 있는 역작이라고 할 수 있다.

2011년 1월

홍익대학교 법과대학 교수 이인영

머리말

　현대사회를 살아가는 누구에게나 사고, 응급질환 등으로 응급의료를 제공받아야 할 상황이 발생할 수 있다. 응급의료에서 중요한 것은 신속한 이송 및 응급처치, 그리고 응급의학의 발달과 더불어 치료비도 빠뜨릴 수 없다. 이미 우리는 과거 보라매병원사건을 통해 의학적인 응급치료가 잘되었음에도, 치료비 문제로 가족이 치료를 거부해 환자가 죽게 될 수 있음을 경험하였다.

　이처럼 의식불명상태의 응급환자에 대해 치료비와 상관없이 우선적으로 응급치료를 하고, 혹여 못 받은 치료비에 대해서는 국가가 책임지겠다는 것이 응급의료비미수금대불제도이다. 이러한 응급의료대불제도는 모든 응급환자로 하여금 신속히 응급의료를 제공받을 수 있도록 응급의료종사자에게 응급의료 제공과 중단금지 등 의무를 부과하고 있다. 이는 응급의료 인력, 시설, 장비 등이 대부분 민간에 의해 운영되는 점과 응급환자 혹은 그 부양의무자가 치료비나 간병 문제 등으로 응급환자의 생명과 신체의 이익에 반하는 치료중단결정을 하지 않도록 하기 위함이다. 나아가 설령 가족이 그러한 이유로 치료중단을 요구하더라도 응급의료종사자는 이에 개의치 말고 주어진 응급의료 제공 의무를 충실히 수행할 수 있도록 하기 위함이다.

　이렇듯 의료기관 등이 법에서 부여한 응급의료 제공의무를 성실하게 수행하였으나 응급환자로부터 치료비용을 못 받은 경우에는 국가가 대신 치료비를 주겠다는 제도가 응급의료미수금대불제도인 것이다. 하지만 작금의 본 제도는 그 본래의 도입취지를 잃어버린 것 같아 안타깝다.

응급의료대불제도는 모든 국민을 위한 제도이다. 하지만 경제적 빈곤자 등 특정계층만을 위한 제도인 것처럼 운영되고 있다. 즉 정부는 2000년 응급의료에 관한 법률 개정을 통해, 응급의료대불제도의 성격을 '모든 국민의 응급의료대불제도'에서 '일부 경제적 빈곤층을 위한 응급의료대불제도'로 축소시켰다. 하지만 만일 응급의료대불제도가 경제적 빈곤자를 위한 것이라면 이는 '기금'이 아닌 '국가예산'으로 감당하여야 하는 것이며, 의료급여제도나 국민기초생활보장제도, 긴급복지지원제도 등 사회보장제도 분야에서 담당하여야 한다.

응급의료대불제도가 일부 빈곤자를 위한 제도가 아닌 모든 국민을 위한 제도가 되어야 하는 이유는 또 있다. 사고나 질병 등으로 의식이 없어 치료 여부를 결정할 수 없는 응급상황은 누구에게나 올 수 있다. 그때 치료비가 있을 수도, 없을 수도 있다. 하지만 치료비는 없다면 나중에 갚을 수도 있고 빌려서 낼 수도 있는 것이다. 중요한 것은 의료기관과 의료인은 치료비 지불능력 여부를 살피느라 지연하거나 거부하지 말고 신속히 치료하여 우선적으로 환자를 살려 놓아야 한다는 것이다. 혹여 치료 후 의료기관 등이 치료비를 못 받았다면, 의료인에게 응급의료를 제공하고 거부하지 못하도록 의무를 부여한 국가는 당연히 그 비용을 신속히 지불해 주어야 한다.

만일 국가가 그 비용지불에 있어 지연하거나 거부한다면 그만큼 의료기관은 응급치료 제공에 소극적이게 될 것이고, 지연치료로 인한 환자의 생명과 신체의 치명적인 손해의 책임은 결국 잘 만들어진 제도를 잘못 운영한 국가에 있다고 할 수밖에 없다.

또 한 가지 중요한 사실은 본 제도는 응급의료종사자를 위한 제도라는 것이다. 응급환자에 대해 응급의료 제공 의무를 부여하고 이를 수행하기 위한 여건을 마련하기 위한 것이므로 궁극적으로는 모든 국민의 생명과 신체보호를 위한 것이지만, 일차적으로는 응급의료 종사자를 위한 것임을 잊어서는 안 된다.

따라서 모든 국민이 아닌 경제적 빈곤자로 대상범위를 축소한 것은 도덕적 해이 등 재정과 운영상의 곤란을 이유로 제도를 크게 왜곡한 것이다. 도덕적 해이가 우려된다면 이를 방지할 대책을 마련해야 하는 것이지 제도의 본질을 바꿔 유명무실하게 전락시킨 것은 잘못이다. 따라서 정부는 현행 응급의료대불제도의 대상을 경제적 능력에 상관없이 모든 국민으로 하여, 국민의 신속한 응급의료를 제공받을 권리를 보장해야 한다.

즉, 현행 응급의료대불제도 중 응급의료의 신속성을 저해하는 요소를 개선하여 신속한 응급의료를 제공받을 수 있는 권리를 보장하고, 의사에게는 응급환자 진료에 전념할 수 있는 여건을 마련해 주어야만 진정한 응급의료대불제도의 시행이라고 할 수 있다.

이를 위하여 필자는 현행 응급환자 치료중단 예방과 관련한 응급의료대불제도의 타당성과 문제점을 분석하여 개선방안을 알아보고, 응급환자와 그 가족을 포함한 국민, 응급의료인을 포함한 의료인, 정부를 포함한 의료정책과 응급의료기금 등 관련 행정가들을 위해서 응급환자의 치료중단, 국가의 응급환자 생명보호책임과 역할, 응급의료비미수금대불제도의 문제점과 개선방안 순으로 이 글을 작성하였다.

송기민

제1장

들어가며

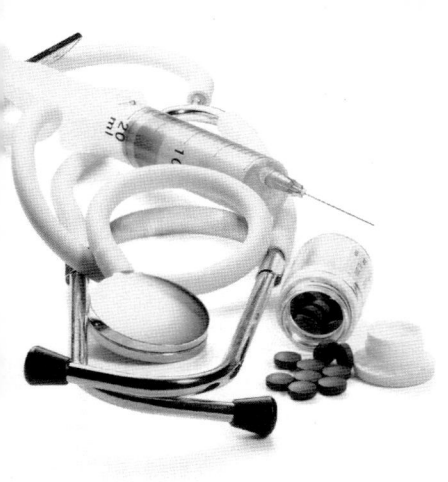

1963년 의료보험법이 제정되고, 1977년 7월 500인 이상 사업장 적용부터 시행된 의료보험은 그간 우리나라의 의료체계 및 의료보장의 비약적 발전에 기여해 왔다고 볼 수 있다. 그러나 아직도 보장적 측면에서 해결되어야 할 과제가 남아 있다. 특히 응급의료체계는 의료보장에 있어 사각지대로 남아 있고, 일명 '보라매병원사건(1997년)'은 이를 입증하는 한 사례라고 볼 수 있다.

의료행위는 본래 가지고 있는 위험성으로 인하여 법적으로 정당성을 부여받기 위해서는 환자의 동의가 필요하다. 하지만 응급의료 등 환자가 치료 여부에 대해 유효한 승낙 등 의사표시를 할 수 없는 경우는 문제가 된다고 할 수 있다. 또한 응급의료는 일반의료보다 치료 여부에 대한 신속한 의사결정이 이루어져야 하는 특징을 가지고 있다.

따라서 환자가 스스로 치료 여부의 의사결정을 할 수 없어 누군가에 의해 의사결정이 이루어져야 하는 응급상황에서는 가족에 의해 의사결정이 이루어지고 있는 것이 현실이다. 하지만 가족이 치료 여부를 결정함에 있어 환자의 이익에 반하는 결정을 할 수도 있고, 그러한 경우 의사는 환자의 생명보호 의무와 의학적 충고에 반한 퇴원 요구 사이에 있어 딜레마에 빠지게 된다.

과거 '보라매병원사건'은 치료비 문제로 퇴원을 요구하는 환자가족들의 요청에 묵시적으로 승인하던 의료계의 관행에 대해 원칙적인 법적 책임을 물은 최초의 사건이라 할 수 있다. 하지만 보라매병원사건은 그간 의료계의 주장과 같은 소극적 안락사거나, 법조계의 법이론적 논쟁이 아니라, 경제적인 이유로 환자퇴원을 결정한 가족과 이에 응하는 의료계의 불법적인 관행과 이를 막을 수 있는 의료제도의 부재가 빚어낸 결과로 재해석될 필요가 있다.

또한 응급상황에서 의사는 더 이상 법과 현실 사이를 오가며 갈등하지 않고 환자진료에 전념할 수 있게 하여야 하고, 응급환자의 생명보호의무를 국가는 이행하지 아니한 채, 의사와 의료기관에 책임을 전가한 국가의 책임을 규명하여, 국가로 하여금 법과 제도가 실질적으로 국민의 생명과 신체를 보호할 수 있도록 하여야 할 것이다. 궁극적으로는 국민의 생명과 직접적으로 관련된 제도와 시스템이 실질적으로 국민의 건강권을 보장할 수 있도록 개선되어야 할 것이다.

따라서 본 글은 응급환자의 치료중단이 갖는 법적 성질을 일반의료행위와 응급의료행위를 통하여 알아본다. 이를 통하여 의료행위의 침습성과 위험성으로 인하여 형사상 및 민사상으로 합법적인 의료행위가 되기 위한 요건으로 환자의 동의가 있음을 밝혀낸다.

하지만 응급의료에서 치료 여부를 스스로 결정할 수 없는 의식불명의 응급환자의 경우 환자를 대신하여 결정할 수밖에 없다. 이때 대부분 환자를 대신하여 치료 여부를 결정하는 경우는 환자가족과 의사인 경우로써 가족에 의하여 치료 여부가 결정되는 상황의 문제점을 알아보고자 한다.

이렇듯 의식불명의 환자를 대신하여 가족이 결정한 치료 여부가 문제가 된 과거 '보라매병원사건'을 재조명하여 우리나라 응급의료시스템의 문제점에 대한 근본적인 원인과 책임을 국가의 국민건강보호의무 해태에서 찾고, 가까이에서는 응급의료대불제도의 근본적인 결함과 본 제도의 취지와 성격을 법리적으로 잘못 이해하고 소극적으로 운영한 데서 찾고자 한다.

나아가 치료비 등 의료 외적인 요인으로 응급환자의 생명이 위협받는 현행 응급의료시스템의 문제점을 응급의료비미수금대불제도를 중심으로 살펴보고 그 제도의 개선방안을 제시하고자 한다.

이를 위하여, 첫째, 제2장에서는 의료행위의 법적 성질과 응급의료의 특징 및 치료 여부 의사결정에 대해 살펴보고, 이를 과거 '보라매병원사건'에 적용한다. 그 적용을 위해 본 사건의 사실관계 확인과 법원의 판단을 하급심에서 대법원에 이르기까지 논의된 쟁점사안을 정리하고자 한다. 또한 보라매병원사건에 대한 그간 논의된 선행연구를 정리하고, 정리된 각 견해에 대해 비판을 통해 재조명하여 사건의 근본원인을 찾는다.

둘째, 제3장에서는 과거 '보라매병원사건'을 통해 드러난 현행 응급의료시스템의 문제를 초래한 데에는 국가의 책임이 있음을 도출하고자 한다. 또한 응급환자 생명보호에 대한 국가의 책임과 역할에 대해 헌법적 이론을 적용함과 동시에 우리나라 의료보장체계의 현황을 보여 주고자 한다.

셋째, 제4장에서는 사건의 문제가 된 응급의료에 대해 법률과 기금

등 관련사업의 운영현황을 소개하고, 응급의료비미수금대불제도의
내용과 본질에 대해 설명한다. 또한 앞서 제시된 제2장 내지 제4장에
서 검토된 내용을 중심으로 응급의료라는 특수한 상황에서 치료중단
이라는 위협으로부터 환자의 생명을 보호할 수 있는 응급의료비미수
금대불제도의 개선방안을 제시하고자 한다.

이를 통하여 치료중단을 결정함에 있어 환자의 진정한 의사와 관
계없이 결정될 위험은 배제되어야 하며, 경제적인 이유로 응급치료를
중단하게 될 여지를 차단해야 하고, 이를 위하여 응급의료시스템을
개선하도록 현행 응급의료비미수금대불제도의 문제점을 지적함과
동시에 법정책적으로 접근하여 근본적인 제도개선방안을 제시하는
데 본 연구의 목적이 있다 할 것이다.

본 연구를 통하여 치료비 등 경제적 요인에 의한 치료중단이라는
딜레마적 상황에 있어 환자에게는 본인의 의사와 상관없이 이루어질
수 있는 삶과 죽음의 결정이라는 위협으로부터 생명권을 보호받게 하
고, 환자가족에 대해서는 경제적 요인으로 오는 부담과 윤리적 갈등을
해소하여 가족공동체의 원만한 형성·유지에 기여할 수 있도록 한다.

또한 의사에게 있어서는 환자의 생명보호의무와 환자의 자기결정
권 존중이라는 의무의 충돌상황으로부터 발생하는 법적, 윤리적인 부
담을 덜어 주어 환자치료에 전념하게 함으로써 응급환자의 귀중한
생명보호에 이바지할 수 있을 것으로 기대한다.

나아가 정부는 응급의료대불기금에 있어 본래의 취지와 우선순위
에 맞게 운영함으로써, 지금까지 지속적으로 제기되어 온 국정감사
등의 시정요구사항을 해결하게 되고, 국가에 있어서는 현행 헌법상
보장된 국민의 생명보호 및 건강권 보장 의무에 따른 책임과 역할을

수행하게 함으로써, 실질적인 국민 생명보호에 이바지하게 하여 그 본연의 의무를 성실하게 이행할 수 있도록 하는 데 있다.

제2장
응급환자의 치료중단

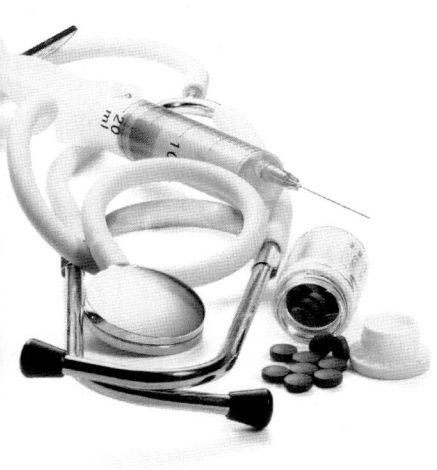

제1절
의료행위에 대한 법적 의미

1. 의의

급변하는 현대사회에 있어서 의료행위에 대한 인식도 과거에는 생각할 수 없었던 부분까지 확대되는 경향을 보이고 있다. 의료행위의 개념은 획일적으로 단정 지을 수 없는 발전적인 개념임은 종전이나 지금이나 주지의 사실이다. 즉 사회의 인식변화와 의학, 과학의 발달로 의료행위의 개념도 변천을 하고 있다. 또한 어느 범위까지 의료행위로 볼 수 있을 것인가에 관해서는 그 사회의 공통된 인식과 의료윤리적 측면에서 살펴보아야 할 것이다. 또한 응급환자에 대한 치료중단이 갖는 법적 의미를 알기 위해서는 일반의료행위가 법적으로 어떠한 의미를 갖는가를 파악하는 것이 중요하다.

의료행위는 환자의 생명과 신체에 위협이 되는 침습행위를 한다는 점에 있어, 그 정당성에 대한 근거를 어디에서 구할 수 있는가라는 형법상의 의미와 의료행위를 요구하는 환자와 이를 제공하는 의사와의 관계가 민사상 갖는 의미를 검토함으로써, 의료행위에 수반되는 치료중단의 의미와 법적 성질을 파악할 수 있다.

현대에 들어와서 의료는 급속한 발전을 하였다. 하지만 이러한 발달에도 불구하고 현대의료는 근본적으로 불완전한 것이다. 이러한 불완전한 발전은 '치료'의 개념을 과거와는 다르게 변화시켰다(유호종a, 2002). 그래서 현재는 전통적인 의료행위 개념에다 공중위해를 가할 수 있는 행위까지 포함하고 있다. 즉 병상의 치료행위만을 의료행위로 이해하던 전통적 의료행위의 의미가 오늘날에는 의학지식의 진보와 의료기술의 혁신, 의료행위에 대한 개인과 사회의 기대변화에 의하여 다양하게 변화하고 있다.

이렇듯 변화·확대되어 가는 의료행위는 i) 소송의 입증문제, 치료비용 문제 등의 고도의 학문성, ii) 의학 이외의 공학·생물학 등 많은 학문분야가 복합되는 학문의 복합성, iii) 의료분야뿐 아니라 사회 전반에 끼칠 영향을 종합적으로 고려하여야 하는 윤리와 철학의 문제, iv) 판례의 변화 등 앞으로 어떻게 확장·발전할지 모르는 개념의 발전성 등 의료행위의 개념은 사회 전반과 관련하여 점차 확대될 것이다(범경철, 2004. 7.).

이러한 점을 미루어 보았을 때, 의료행위의 개념은 역사와 시대의 변화에 따라 변하는 것이고, 결국 그 개념은 의학의 발달과 사회구조의 복잡, 다양함과 사회 및 개인의 가치관의 다양화 등에 수반하여 변화될 수 있는 것이어서, 사회적으로 승인되고 있는 의학의 실천, 즉 질병의 치료·예방 등을 위하여 의학을 환자에게 응용하는 것을 개념의 핵심적 요소로 하고 있다고 할 것이다(이덕환, 2003).

2. 법적 성질

가. 침습적 의료행위의 정당화 근거

1) 의료행위 정당화 이론

판례와 학설의 다수는 오래전부터 치료목적을 위한 의사의 치료침해행위를 구성요건적 신체침해행위로 파악할 것인가와 관련하여 상이한 입장을 취해 오고 있다(오상원, 2006). 의사가 치료행위를 하면서 타인의 신체를 상해했어도 주관적으로 치료목적이 있고, 객관적으로 의술(lege artis)에 맞추어 행했다면, '업무로 인한 행위'로서 위법성이 없다는 것[1]이 종래 우리나라 다수설과 판례의 입장이었다(배종대, 2008).

이러한 견해에 대해, 의사의 통상적인 치료행위는 환자의 건강을 침해하는 것이 아니라 개선·회복시키는 행위이므로, 피해자의 승낙유무에 의한 결과반가치 흠결 여부를 따지기 전에 이미 상해의 고의가 없기 때문에 상해에 해당하지 않아, '행위반가치의 흠결로 구성요건해당성이 배제'되는 것으로 보아야 한다는 견해(김일수·서보학, 2006; 안동준, 1998; 이재상, 2005; 이형국, 2007; 진계호·이존걸, 2007)도 있다.

하지만 '업무로 인한 위법성조각[2]'이나 '행위반가치의 흠결로 인한 구성요건 해당성 배제[3]'에서 의료행위의 정당화 근거를 찾는 이

---

1) 우리나라 형법은 제20조 이하에서 정당행위, 정당방위, 긴급피난, 자구행위, 피해자의 승낙을 위법성조각사유로 규정해 놓고 있다. 이러한 위법성조각사유 가운데 정당방위, 긴급피난, 자구행위는 소위 '긴급행위'라는 점을 가지고 있지만, '피해자의 승낙은 긴급상황을 전제로 하지 않고 인정되는 위법성조각사유이다'(신동운, 2006)

2) 위법성조각이란 구성요건에 해당하는 행위의 위법성을 배제하는 것을 말한다. 이는 정당화 또는 허용규범을 말한다. 즉 구성요건에 해당하는 행위는 위법성 조각사유에 해당하지 않으면 위법하게 된다. 위법성조각사유로는 정당행위, 정당방위, 긴급피난, 자살행위 및 피해자의 승낙을 규정하고 있다.

3) 구성요건이라 함은 위법한 행위를 유형적으로 규정한 것으로서, 구체적 사실이 법률이 규정한 범죄의 추상

론에 대해 다음과 같은 비판이 제기된다. 우선 의사의 의료행위를 고의가 없어 구성요건 해당성이 배제되는 것으로 보는 견해에 대해, 범죄체계론상의 관심을 표현한 것에 지나지 않는다고 하면서, 사형집행관의 '살인'에도 형법 제250조 '살인고의'가 있다고 볼 수 있는지에 대한 의문을 제기한다(배종대, 2008). 또한 의료행위를 형법 제20조의 업무로 인한 정당행위[4)로서 위법성을 조각시킨다는 견해에 대해서는, 직업으로부터 유래하는 형법 제20조의 업무와 연관시키는 것은 시대적 의미에 뒤떨어진 해석론이라 비판하고 있다(오상원, 2006).

만일 의료행위를 업무로 인한 정당행위에서 그 근거를 찾는다면, 승낙을 받지 않은 치료행위도 환자의 의사와는 관계없는 기준인 사회상규에 적합한 경우로서 위법하지 않다고 보게 되는데, 이는 환자의 신체를 오직 행위객체로 볼 뿐 환자의 意思를 전혀 고려하지 않는 문제와 환자의 意思와 권리가 무시되고 醫師의 권리만을 인정하는 것이 되어 부당하다는 비판이 있다(박상기, 2007). 따라서 의사의 치료 또는 수술행위를 더 이상 일방적으로 의사의 업무영역에 놓여 있다고 볼 것이 아니라 의사와 환자 간의 관계 속에서 이루어지는 행위로 보아야 한다(하태훈, 2001).

2) 피해자의 승낙에 의한 위법성 조각
피해자의 승낙이란 피해자가 자기의 법익이 침해되어도 좋다고 이를 허락하는 경우이다. 그리고 이 승낙이 있으면 침해행위의 위법성

적 구성요건에 해당하는 것을 말한다. 이에 구성요건 해당성이 배제되는 것은 구성요건 해당성이 흠결된 경우로서 범죄가 성립되지 않는 경우를 말한다.

4) 정당행위란 법률상 정당한 행위일반을 뜻하는 것으로서, 이에 대해 형법 제20조는 법령에 의한 행위, 업무로 인한 행위, 기타 사회상규에 위배되지 아니하는 행위는 벌하지 아니한다고 정당행위를 규정하고 있다.

을 조각하는 태도는 일찍부터 확립되었다(안동준, 2002). 독일의 학설과 판례는 의사의 치료행위를 피해자의 승낙 또는 추정적 승낙의 문제로 취급하고 있고(김일수·서보학, 2006), 신체의 완전성을 저해하는 의사의 모든 시술행위는 신체의 상해라는 구성요건을 충족시키나 환자가 시술조치에 대해 동의(승낙)하는 경우 또는 환자의 무의식 상태에 있어 승낙할 수 없는 상태로 인해, 의사가 추정적 승낙에 기해서 시술행위를 수행했을 경우에는 위법성을 조각시킨다고 한다.

즉 의사의 치료행위를 피해자의 승낙 내지 추정적 승낙의 문제로 취급하는 견해로서, 환자의 승낙이 없거나, 추정적인 승낙을 전제로 하지 않은 의료행위는 신체침해행위로서 그 위법성이 조각되지 않는다고 한다(오상원, 2006). 이 견해는 의료행위의 정당화 근거를 피해자의 승낙에서 찾는 것으로서, 치료행위는 환자의 승낙을 전제로 할 때에만 가능하므로 의사의 업무보다 환자의 자기결정권을 우선시해야 한다고 한다.[5]

이러한 개인의 자기결정권이라는 인격적 자유는 타인의 업무활동에 의해 침해될 수 없는 법익이어서, 치료행위는 의사의 업무로 인한 행위가 아니라 환자의 승낙에 의한 행위라고 보아야 한다고 한다.[6] 대법원도 의료행위의 위법성과 환자의 동의에 대하여 근래에는 유효한 동의를 의료행위의 위법성조각사유로 보고 있다(범경철, 2003.

---

[5] 이와 같은 자기결정권은 common law에 의하여 타인의 간섭을 배제함과 동시에 자신의 신체에 대하여 스스로 결정할 수 있는 개인적 권리를 인정하여 온 것에 유리하다고 볼 수 있다. 즉 신체의 완전성에 대한 권리의 중심에는 common law doctrine of consent라는 원칙이 존재하는데, 이는 개인의 신체적 침해는 오직 승낙에 의해서만 합법화된다는 것이다. 따라서 의료행위 또한 환자의 승낙이 있을 때 비로소 적법하게 된다고 할 수 있다(Margaret Otlowski, 1997).

[6] 오스트리아 형법 제110조 제1항에서는 "타인을 의학적 원칙에 따른 경우라 하더라도 그 동의 없이 진료한 자는 6개월 이하의 일수벌금형에 처한다."고 규정하고 있다(정성근·박광민, 2006. 2.).

12.). 따라서 의료행위를 과거 형법 제20조에 의한 업무로 인한 정당행위로 보는 견해와 구성요건 해당성 배제로 보는 견해보다는 피해자의 승낙 내지 추정적 승낙의 문제로 파악하는 견해가 타당하다고 판단된다. 최근에는 의사의 치료행위를 환자의 자기결정권이라는 관점에서 접근하여 피해자의 승낙문제로 파악하려는 견해가 점차 유력해지고 있다(신동운, 2006).

나. 의료계약상의 법적 성질

1) 의료계약의 의미

의료행위는 일반적으로 환자와 의사 사이의 계약에 의하여 이루어진다. 즉 의사는 의료계약에 의해 환자를 치료하는 의료를 제공하고 환자는 제공받은 의료의 대가로 치료비를 지불하는 것으로 성립하는 계약관계이다(범경철, 2003. 6.). 의료행위를 의료계약으로 보는 입장에서는 의료계약의 법적 성질에 관하여 이를 위임계약[7]으로 보는 설(신현호, 1997), 위임에 가까운 준위임계약으로 파악하는 설(김형배, 1997; 이은영, 1994), 고용계약으로 설명하는 설(손용근, 1996), 무명계약으로 이론을 구성하는 설(석희태, 1988) 등이 있다.

독일에서는 의료계약을 원칙적으로 고용계약으로 설명하면서도 성형수술을 내용으로 하는 의료계약은 도급계약[8]으로, 의식불명의 환자를 치료하는 법률관계는 사무관리가 성립하는 것으로 파악하며,

---

7) 위임계약(委任, Auftrag)이란 당사자의 일방 즉 위임인이 상대방에 대하여 '사무처리'를 위탁하고, 상대방 즉 수임인이 이를 승낙함으로써 성립하는 계약(민법 제680조)을 말한다.

8) 도급계약(都給, Werkvertrag)이란 당사자의 일방(수급인)이 어떤 일을 완성할 것을 약정하고 상대방(도급인)이 그 일의 결과에 대하여 보수를 지급할 것을 약정함으로써 성립하는 계약을 말한다(민법 제644조).

환자에 대한 의사의 보수청구권은 의사의 직업상 당연히 발생하는 것이라 한다(김상용, 1998).

하지만 이에 대해 우리나라에서의 민법상 위임계약은 독일 민법상의 위임계약과는 달리 유상으로도 가능하며, 의료계약의 내용인 의사의 진료행위에는 의사의 재량권이 크게 인정되어, 의사는 수임인의 지위와 동일한 면이 많으나 위임에 관한 일부 규정이 그대로 적용될 수는 없는 점이 있기 때문에 원칙적으로는 의료계약을 위임계약에 준하는 것으로 파악하는 것이 타당하다 하겠다(강동세, 2000). 하지만 이러한 준위임계약설은 민법과 맞지 않고 용어의 혼란만 가져온다는 비판도 있다(추호경, 1992).

이처럼 여러 가지 학설의 대립이 있으나, 일반적으로 의료행위의 급부는 진료를 위한 전 과정에서 유기적으로 연결되어 있는 연관적 행위 전체를 가리킨다. 즉 의사의 의료행위의무는 내용적으로 확정된 결과채무라 할 수 없고, 의학적 지식과 의료기술을 총동원하여 환자의 질병이 치유될 수 있도록 노력해야 하는 것을 내용으로 하는 행위 내지는 수단채무라 할 수 있다(박승진, 2001). 판례도 같은 입장이다.[9]

2) 계약상의 의사능력

의료계약의 법적 성질에 대해 일부 다른 견해가 있으나, 의료행위가 의사와 환자 사이의 계약에 의해 이루어지는 의료계약이라는 것

---

9) 의사가 환자에게 부담하는 진료의무는 질병의 치유와 같은 결과를 반드시 달성해야 할 결과채무가 아니라 환자의 치유를 위하여 선량한 관리자의 주의의무를 가지고 현재의 의학수준에 비추어 필요하고 적절한 진료조치를 다 하여야 할 채무 이른바 수단채무라고 보아야 하므로 진료의 결과를 가지고 바로 진료채무 불이행 사실을 추정할 수는 없으며 이러한 이치는 진료를 위한 검사행위에 있어서도 마찬가지라고 할 것이다(大判 1988. 12. 13. 선고 85다카1491).

에는 큰 이론이 없는 듯하다. 이렇듯 의료행위의 법적 성질을 의료계약으로 파악하는 한 의료계약의 중요한 요소는 환자의 동의라 할 수 있다.

의료계약의 당사자는 원칙적으로 환자 그 자신이며 환자가 행위능력자인 경우에는 별로 문제가 되지 않지만, 행위무능력자인 경우에는 문제가 있다. 이 행위무능력자도 의사능력이 없는 무능력자와 의사능력이 있는 무능력자로 나누어진다. 환자가 의사능력이 없는 행위무능력자인 경우에 의료계약의 당사자가 누구인지 확정해야 하는 문제가 생긴다.

이 문제의 중요성은 적어도 민사상 의료계약에 있어서는 의료보수 지급의 확보에 있다(범경철, 2003. 6.). 환자 본인이 무능력자인 경우에 의료계약의 당사자는 i) 법정대리인이 본인을 대리하여 의사 또는 의료기관과 계약을 체결하는 것으로 보는 '법정대리인설', ii) 환자가 의사무능력인 경우에 법정대리인이 제3자를 위해 계약을 체결하는 '제3자를 위한 계약설', iii) 의료계약의 당사자는 의사 측과 법정대리인이지만, 부부간에는 그들 간의 협력의무 또는 부양의무의 대상자로서 진료를 행하는 '부진정 제3자를 위한 계약설', iv) 환자 중 특히 의식불명인 환자를 위하여 친족 이외의 자가 진료를 요구하는 경우에는 원칙적으로 당사자 간의 사무관리에 의한 의료계약이 성립한다는 '사무관리설' 등이 있다.

따라서 의사무능력자인 환자에게 가족이나 친지가 없는 상태에서 진료가 요청되는 경우는 응급의료 상황에서 많이 발생하는데, 이러한 경우에는 의사의 의료행위를 계약관계에 의한 의료행위가 아닌 사무관리[10]로 이해할 수 있겠다(이덕환, 2003).

---

10) 사무관리란 법률상 아무 의무 없이 타인을 위하여 그의 사무를 처리하는 행위를 말한다(민법 제734조 제1항).

3. 환자의 동의

의료행위는 환자의 생명과 신체를 보호하기 위한 것이지만 그 위험성으로 인하여 정당화 근거가 필요한데, 의학적 치료와 침습을 합법화시키는 것은 환자의 동의가 있음부터 시작하고, 침해에 대한 불법행위를 구성함에 있어, 환자의 동의는 불법행위를 합법화시키는 데 충분한 요소가 된다(Andrew Grubb, 2004).

우리나라는 이러한 정당화 근거를 '피해자의 승낙에 의한 위법성이 조각되는 것'에서 찾고 있다. 또한 환자는 의사와의 의료관계에 있어, 의료의 진료에 협조할 의무와 보수지급의무를 가지며, 의사는 자신의 의학적 지식과 기술로 환자의 질병치유를 위해 노력해야 하는 수단채무적 성격의 의료계약을 갖는다.

이처럼 의료행위의 법적 성질은 형사상이나 민사상에 있어, 환자의 동의를 중요한 요소로 요구하고 있다. 따라서 환자의 유효한 동의가 있을 때 의사는 비로소 정당하고 유효한 의료행위를 할 수 있게 된다. 만일 환자의 동의가 없다면 의사의 치료가 비록 환자에게 아무런 해를 끼치지 않았더라도 위법한 신체침해행위가 되고, 유효한 의료계약이 성립되었다고 볼 수 없게 된다.

다만 의식이 없고 응급을 요하는 환자의 경우는 환자 또는 그 법정대리인으로부터 동의나 의뢰를 받을 시간적인 여유가 없기 때문에 의료인은 동의가 없다고 하여 의료를 보류할 수 없다. 이러한 경우에는 동의 없이 의료행위가 가능하다 하겠다. 다만 그 근거에 대해서는 구급의료의 경우는 환자의 동의가 없다고 하여도 '긴급피난'[11]에 해당하여 위법성이 있다 할 수 없다는 견해(문국진, 1997)와 추정적 승

낙이나 일종의 사무관리로 보는 견해가 있다.[12] 이러한 환자의 동의권
(Informed Consent)과 관련된 몇 가지 개념들에 대해 살펴보고자 한다.

가. 승낙의 의의와 표시

피해자의 승낙(Einwilligung des Verletzten)이란 법익주체인 피해자가
타인에게 자기의 법익에 대한 훼손(침해)을 허용하는 것을 말한다. 이
의사표시는 의사능력이 있는 사람에 의하여 자유롭고 진지하게 이루
어져야 한다(진계호, 1997). 의사능력이란 상대방의 행위에 의하여 자
신의 법익 가운데 어느 법익이 침해되는지를 내적으로 인식할 수 있
고, 이 인식에 기초하여 법익포기의 의사를 외부에 유효하게 표시할
수 있는 능력을 말한다.

사법상으로 볼 때, 사람들 사이에 권리와 의무를 발생시키는 계기
가운데 가장 빈번한 것이 법률행위이다. 법률행위는 의사표시를 본질
적 요소로 하는 법률요건이다.

법률요건이란 법률효과를 발생시키기 위하여 갖추어야 할 조건이
다. 사법상 유효하게 권리와 의무가 발생하려면 우선 행위주체에게
의사능력이 있어야 한다. 그런데 의사능력은 사람마다 차이가 있어
분간하기 곤란하기 때문에 일정한 기준을 세워 유효하게 의사표시를
할 수 있는가를 표시할 필요가 있다. 이렇게 유효하게 의사표시를 할

---

11) 긴급피난(Notstand)이란 자기 또는 타인의 법익에 대한 현재의 위난을 피하기 위한 상당한 이유 있는 행
위를 말한다(형법 제22조 제1항).

12) 환자가 의사로부터 올바른 설명을 들었더라도 투약에 동의하였을 것이라는 가정적 승낙에 의한 의사의
면책은 의사 측의 항변사항으로서 환자의 승낙이 명백히 예상되는 경우에만 허용된다고 판시하고 있다
(大判 1994. 4. 15. 선고 92다25885).

수 있는 능력을 사법상 행위능력이라고 한다. 유효하게 법률행위를 할 수 있는 능력이라는 용어를 줄여서 표현한 것이다.

　형법상 승낙의 의사표시는 원칙적으로 법익주체 자신의 의사가 표시된 것이어야 한다. 형법이 보호하는 법익은 중대한 법익이기 때문에 법익주체의 의사표시가 결정적으로 중요하다. 형법 제24조에서 말하는 피해자의 승낙도 의사표시이다. 이 의사표시가 유효하게 위법성 조각이라는 법적 효과를 발생시키려면 의사능력이 있는 자에 의하여 승낙의 의사가 외부에 표시되어야 한다.

　형법상 보호되는 법익의 중요성을 비추어 볼 때, 민법의 의사표시에 관한 규정은 형법상의 피해자 승낙에 관한 기준으로 그대로 쓰일 수는 없다. 형법 제24조에서 규정하고 있는 승낙의 의사표시는 형법상 보호되는 법익을 대상으로 하고 있는 반면, 민법의 의사표시는 일반인들의 통상적인 생활관계에서 문제 되는 권리와 의무를 대상으로 하고 있기 때문이다.

　또한 민법상 행위능력에 관한 규정은 형법상 피해자의 승낙에 적용되지 않는다. 이는 형법에서는 현실적이고 구체적인 판단능력이 문제 되는데, 이러한 형법상의 판단능력은 개별적·구체적으로 확인해야 하기 때문이다(신동운, 2006).

나. 환자의 자기결정권

　의료행위에 대한 동의는 환자의 자기결정권에 기한다고 보아야 한다. 이러한 환자의 자기결정권은 세계의사협회의 환자권리에서 유래한다. 세계의사협회(World Medical Association)는 1981년 리스본에서 11

가지 항목으로 구성된 환자권(World Medical Association Declaration on the Rights of the Patient)을 제정하였는데, 이 중 세 번째 원칙으로 환자의 자기결정권을 제기하였다.

"환자는 자신에 관해서 자유로운 결정을 할 수 있는 자기결정권을 갖고 있다. 그 내용을 보면, 정신적으로 건강한 성인 환자(mentally competent adult patient)는 진단적 치료 또는 시술에 대한 동의를 하거나 보류할 수 있는 권리가 있다. 환자는 결정에 필요한 정보에 대한 권리가 있다.

환자는 치료 또는 시술의 목적, 시술 시 결과, 동의하지 않을 때 나타날 결과에 대해 명확하게 이해해야만 한다. 환자는 의학교육이나 임상연구에의 참여를 거절할 권리가 있다."고 밝히고 있다. 한편 미국병원협회(American Hospital Association)는 환자의 권리장전(The Patient's Bill of Right Act, 1973)을 통해 환자의 자기결정권을 보장하고 있다(김창엽, 2004).

환자의 자기결정권에는 외부 간섭의 배제라는 소극적 측면 이외에 자기지배라는 적극적 측면이 구비된다. 즉 자유의지에 의한 결정이란 단순히 외부로부터 강제를 받고 있지 않다고 하는 소극적인 것이 아니라, 그것은 인간에 내재한 자유의지 자체가 능동적 주체로서 결정한다는 적극적인 성질을 내포하고 있는 것이다(문성제, 2002).

환자의 권리장전에서 환자는 '진단에 대해 충분히 정보를 받고 치료의 선택이 무엇인지 알고, 각 치료의 잠재적인 결과가 무엇인지에 대해 알 권리'와 '병원에서의 치료를 더 이상 원하지 않을 때 다른 대안에 대해서 알 권리'가 있다. 또한 환자는 자기결정권에 따라 법이 허락하는 범위 내에서 치료를 거부할 권리가 있으며, 다른 대안치료를 받을 수도 있다.

여기에는 환자의 선택을 보장하기 위해서 환자를 시술할 의료진을 알 권리와 치료에 영향을 미치는 병원규정에 대한 알 권리도 명시하고 있다. 뿐만 아니라 소비자로서 환자의 권리도 강조하고 있는데, 환자는 병원에서 '입원으로 얼마의 비용이 소용될지', '필요한 경우 의료보험에 대한 정보'를 제공받을 권리가 있다고 밝히고 있다.

하지만 우리나라의 경우 치료중단 결정 시 환자의 자기결정권이 서구만큼 주요한 위치를 차지하지 못하고 있다. 그 원인으로 ⅰ) 첫째, 판단능력이 있을 때 환자의 자기결정권을 표시할 수 있는 제도적 장치가 부족하고, ⅱ) 둘째, 개인주의적 이데올로기가 아닌 가족주의 전통으로 인해 보호자의 결정을 당연하게 여기는 경향이 있고(Kennedy, 1984),[13] ⅲ) 셋째, 가부장적 의료문화로서 환자에게 여러 대안을 제시하고 선택하기보다는 의료진의 조언에 의존하는 경향 등을 들 수 있다.

이처럼 환자의 자기결정권이 무엇보다 우선적으로 작용하는 서구의 여러 나라들과 달리 아직까지 우리나라 의료현실은 환자 본인의 의사가 최우선적으로 고려되어야 한다는 필요성이 그다지 중요하게 받아들여지지 않고 있다(이미애, 2004).

다. 사전의사결정(advanced directives)

사전의사결정(advanced directives)이라 함은 의사결정능력이 있는 어떤 사람이 향후 의사결정능력을 상실할 때를 대비해 그런 상황에서

---

13) 전통적으로 의사에게 치료에 대한 결정을 위임하는 경향이 항상 환자에게 최선의 이익이 되는 것은 아니라고 볼 수 있다.

어떤 의료조치가 자기에게 행해지길 원하는가를 밝혀 놓는 것이다. 이러한 사전의사결정은 생명유지 처치나 심폐소생술과 같은 현대 의술의 발전에 따라 인간의 의료적 선택의 폭이 넓어지면서 그 필요성이 대두되었다.

과거 인간은 그가 사고나 질환으로 죽게 되었을 때, 정상적 의사결정의 능력이 있는 상태로부터 죽음의 상태로 옮겨 가는 속도가 매우 빨랐다. 그랬던 것이 현대의학의 발달로 인해 이 두 상태 사이에 '의사결정 능력이 없는 생존'이라는 상태가 때로는 매우 길게 지속되기도 한다. 이러한 상태가 등장함에 따라 이런 상태에도 자율성을 행사하려는 자각과 노력 역시 현대에야 나타난 것이다.

즉 현대 의술의 발달로 자율성 공백 기간이 생겼고 이에 대해 그 기간에도 자율성을 확장하려고 시도하는 것이 바로 사전의사결정제도라 할 수 있는 것이다(손명세·유호종, 2001). 이러한 사전의사결정제도는 대리인이 결정을 내리는 데 중요하게 작용할 수 있는 환자의 가치관, 관심, 의욕, 두려움, 기대와 관련된 정보만을 제공하는 것이고, 이를 넘어 결정하는 것을 의미하는 것은 아닌 것이다(Barry R. Furrow, 2000).

라. 추정적 승낙

의료행위에 환자의 동의가 있어야 함은 앞서 살펴본 바와 같다. 그러나 긴박한 응급의료 상황에서 환자가 승낙능력을 결여하고 있는 경우에는 법정대리인의 승낙이 있어야 한다. 만일 이러한 상황에서 법정대리인이 불합리하게 승낙을 거부하는 경우에는 법원에 의해 친권 및 대리권 상실 및 후견인 해임을 신청하고 법정대리인의 개임을 기대할 수 있으나, 응급환자의 경우 이러한 법정절차를 밟을 시간적 여유가 없다(문성제, 2001).

이렇듯 피해자의 현실적인 동의가 결여된 경우에도 그가 사태를 인식했더라면 그 행위를 유효하게 승낙하리라고 인정되는 사정하에서 행하여진 행위는 위법하지 않다는 것이 추정적 승낙(mutmassliche Einwilligung)이다. 예컨대 의식불명의 환자를 수술하는 의사의 행위 등이 여기에 속한다고 할 수 있다.

추정적 승낙은 피해자의 현실적인 승낙은 없지만 행위 당시의 모든 객관적 사정을 피해자가 알았다면 당연히 승낙했을 것이라고 추정되는 경우이다(배종대, 2008). 추정적 승낙은 민법상의 사무관리이론을 이용하여 해결하다가 Mezger가 추정적 승낙을 형법상 위법성조각사유로 끌어들인 것이다. 이러한 추정적 승낙은 현실적인 승낙이 없는 것인 데 반하여, 피해자의 승낙은 현실적으로 승낙의 의사표시가 있다는 점에서 추정적 승낙과 피해자의 승낙은 구별된다(김일수·서보학, 2006).

또한 객관적인 이익교량의 문제가 아니라 법익주체의 가정적 의사에 대한 규범적 판단이라는 데서 또한 긴급피난과도 성질을 달리한다(안동준, 2002). 추정적 승낙에 의한 행위들이 위법성이 조각되어 정당하다고 하는 데에는 의견이 일치되어 있다. 이렇듯 추정적 승낙으로서 정당시되는 것은 어디까지나 피해자의 자기결정권 존중을 근거로 하여야 하기 때문이다(차용석, 1981).

추정적 승낙의 유형은 피해자의 이익을 위한 경우와 행위자나 제3자의 이익을 위한 경우로 나누어 볼 수 있다. 피해자의 이익을 위한 경우는 피해자의 권리 또는 법익 영역에 위험이 발생했으나 피해자의 조치를 기다릴 수 없어 외부개입을 통해서만 해결될 수 있는 경우이다.

두 번째로 행위자나 제3자의 이익을 위한 경우는 피해자의 손상되는 이익이 경미하거나, 행위자와 갖는 신뢰관계를 고려해서 피해자가 자기의 이익을 포기한 것으로 볼 수 있는 경우이다(송태종·전수영, 2007). 이러한 추정적 승낙은 적법요건으로서 행위가 피해자의 이익과 일치하고 또한 그의 추정적인 의사에 합치한다는 요건이 필요하다.

즉 치료가 불가능하고 판단능력이 없는 환자의 경우, 의사의 치료와 조치의 중단이 독일연방의사협회에 의해 규정된 안락사의 지침방향에 대한 전제조건에 해당하지 않더라도 예외적으로 허용될 수 있고, 이때 그 결정적 요건은 환자의 추정적 의사라고 한다(BGHSt 40. 260 f.).

그리고 이러한 환자의 의사를 추정할 수 있는 근거를 구체적으로 열거하고 있다. 먼저, 첫째는 환자가 이전에 나타낸 구두 또는 서면에 의한 의사표시이고, 두 번째는 환자의 종교적 신념, 혹은 그 밖의 개인적 가치관에 따르며, 다음으로 환자의 나이를 고려한 예상수명이나 고통감수 등을 고려해야 한다고 한다.

그러나 이러한 기준에 따른 환자의 의사를 추정할 수 있는 단서를 발견할 수 없는 경우에는 '일반적인 가치관'에 따라 판단해야 된다고 한다. 다만 이러한 일반적인 가치관에 따른 판단에서 의심스러운 경우에는 생명의 보호가 의사, 친족 또는 다른 관계자들의 개인적인 생각보다는 우선한다고 한다(하태영, 1996. 2.; BGHSt 40. 262 f.).

따라서 추정된 승낙이 위법성을 조각하기 위해서는 행위자의 행동이 '피해자의 이익 및 추정된 의사'에 부응하여야 한다. 이러한 추정적 승낙은 행위자의 주관적 판단에 있어서 추정된 승낙이 아니고 이성적 인간이 피해자의 입장에 있었더라면 객관적 판단에 따라서 기대되었을 것이라는 바의 승낙으로 이해하여야 한다(차용석, 1981).

마. 대리에 의한 승낙

대리란 본인이 직접 의사표시를 하지 아니하고 타인이 대신하여 의사표시를 하는 것을 말한다. 민법상 대리는 그 자체가 의사표시로서 본인에게 권리와 의무를 발생시킨다. 이 경우 의사표시는 대리인이 발하였음에도 그 발생된 권리와 의무는 본인에게 귀속된다. 현행 민법상에서는 법정대리와 임의대리 두 가지 형태를 인정하고 있는데, 법정대리는 법률의 규정에 근거하여 대리권이 인정되는 것이고, 임의대리는 본인의 대리권 수여에 기초하여 대리인에게 의사표시의 권능이 인정되는 것이다(신동운, 2006).

이러한 관점에서 볼 때, 법익주체가 법익포기의 의사표시를 다른 사람이 대신 발하도록 하는 것은 허용되지 않으므로, 형법상 피해자의 승낙에 대한 임의대리는 허용되지 않는다고 보아야 한다. 다만 너무 어리거나 사리판단을 제대로 할 수 없는 경우, 부모나 보호자 등이 법익주체를 대리하여 승낙의 의사표시를 하는 경우와 같이 일정한 경우 형법상으로도 법정대리는 허용될 수 있다고 본다.

하지만 피해자의 승낙이 법정대리인에 의하여 행하여지더라도 대리인의 의사표시는 가능한 한 법익주체의 추정된 진의에 부합하여야 한다. 따라서 법익주체의 추정된 진의에 부합하지 아니하는 법정대리인의 승낙은 법정대리권의 남용에 해당하여 형법상 유효한 의사표시가 되지 못한다고 보아야 한다(신동운, 2006).

바. 소결

의료행위는 환자의 질병을 치유하여 건강을 유지 또는 증진함을 목적으로 한다. 그러나 모든 의료행위는 환자에 대하여 무조건 시행할 수 있는 것이 아니라 환자의 동의를 받는 것을 원칙으로 한다(김경화, 2002). 그러한 범위 내에서는 의사의 치료의무 내지 생명유지의무는 유보된다고 할 수 있을 것이다(허일태, 2001). 하지만 환자가 치료 여부에 대해 유효한 승낙 등 의사표시를 할 수 없는 경우는 문제가 된다고 할 수 있다.

미국의 경우 응급의료에 관하여 EMTALA(Emergency Medical Treatment and Active Labor Act)를 두고 있다. EMTALA는 연방법으로서 각 주별로 마련하고 있는 의료행위에 있어서의 설명동의에 관한 법률보다 우선시된다. 따라서 동의능력이 없는 환자의 경우, 친권자나 보호자와 연락을 취하고자 하는 노력을 해야 한다.

하지만 이러한 동의절차를 거치기 위하여 의학적인 검사를 지연시켜서는 안 된다고 하고 있다(Albert K Tsai · Robert W Schaferermeyer · David Kalifon · Roger M, Barkin · John R Lumpkin · Earl E Smith Ⅲ, 1999). 만약 의학적 검사결과 응급의료 상황이 아니라면, 보호자나 법정대리인으로부터 적절한 동의를 받기 위한 노력과 절차를 거쳐야 한다.

그러나 의학적 검사로 인하여 응급의료 상황으로 나타난다면, 의사와 병원은 보호자의 설명동의를 위해 지연하지 말고 우선적으로 치료를 시행하여야 한다. 이와 관련하여 미국의 모든 주들은 의사들로 하여금 응급상황 시에는 언제든지 치료를 우선적으로 하도록 지침을 가지고 있다(Robert A. Bitterman, MD, JD, FACEP, 2001).

이러한 지침과 관련하여, 주법에 의해 주들 간에 응급상황에 대한 명확한 법적인 개념은 없지만, 주법들은 생명을 보존하고, 불구 장애를 예방하며, 통증을 감소시키고 최종적인 악결과를 막는 것이 동의 없이 시행되는 응급의료의 지침이라 할 수 있다. 또한 美州형사법원(a court of sessions)은 보호자의 동의 없이 제공한 치료에 대하여 대부분 의사의 응급상황 판단에 대하여 인정하고 있다(Sullivan DJ, 1996)

이처럼 의사의 설명의무와 이에 근거한 환자의 동의는 응급의료에서는 달리 취급될 수 있을 것이다. 하지만 환자의 현실적인 자기결정이 불가능한 상황이라 할지라도 환자 자신의 자기결정권에 근거하여 치료중단 여부를 결정하여야 할 것이다. 환자의 의사결정능력이 없다고 하여 그의 자기결정권이 박탈되는 것은 아니기 때문이다. 따라서 그 환자라면 그런 상황하에서 치료중단과 관련하여 어떤 결정을 내릴 것인지를 발견하여 그에 따라 치료중단 여부를 결정해야 한다(김용욱, 2002).

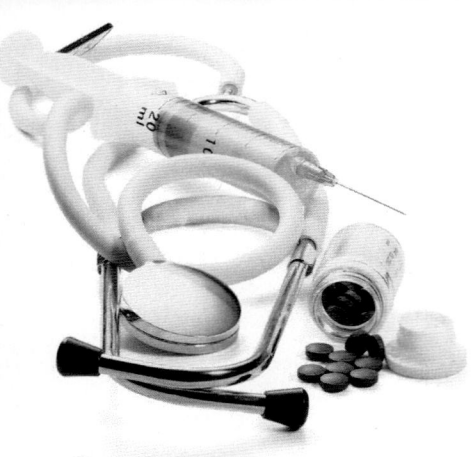

1. 개념

가. 치료중단

치료중단의 문제는 생명공학과 생명윤리가 대결하는 전선의 한 영역을 이루는 것으로서, 생존의 전망이 불투명한 상황에서 생명의료기술의 개입을 거부하고, 치료를 중단하는 부작위 행위를 어떻게 규율해야 하는지가 생명윤리의 핵심문제 가운데 하나로 등장한다(이상돈, 2003). 이러한 치료중단은 연간 10만 건 이상 발생하는 것으로 추정되고 있다.[14]

치료중단은 의학적으로 더 치료가 필요한 환자의 치료를 중지하는

---

14) 의협신보 2002년 2월 21일자, 25면.

것이지만 개념상으로 볼 때, 입원환자에 있어 치료중단은 곧 퇴원을 의미하고, 퇴원에는 일반적으로 치료 가능성 및 필요성에 따라 생명유지에 직접적인 영향을 주지 않는 치료를 중단하는 것과 생명유지에 영향을 주는 치료를 중단하는 것으로 나눌 수 있다.

이는 즉 가망 없는 퇴원과 의학적 충고에 반한 퇴원으로 구분되고, 퇴원 의사의 주체에 따라 의료진에 의한 퇴원과 환자 등에 의한 자의 퇴원[15]이 있다(김경화, 2002. 6.).

가망 없는 퇴원(hopeless discharge)은 의학적으로 더 이상의 치료효과를 기대하기 어렵고, 인공호흡기와 인공영양 및 인공수액으로 생명을 유지하고 있는 환자를 자기 자신 또는 보호자의 요청에 의하여 의사가 퇴원시키는 것으로 일반적으로는 의사가 반대하지 않는다.

이에 반하여, 의학적 충고에 반한 퇴원(DAMA: Discharge Against Medical Advice)이란 의학적으로 병원에 입원해서 계속 치료를 받아야 함에도 불구하고, 환자와 보호자의 강력한 요청에 의하여 의사가 어쩔 수 없이 퇴원을 허락하는 경우를 말한다(손명세, 1998). 이러한 치료중단의 유형은 여러 가지 형태가 있고 각 유형마다 정당성 여부나 조건이 다를 수 있음을 유의하여야 한다.

가령 심폐소생술 중지, 인공호흡기 뗌, 수액이나 영양공급 중지, 투약중단, 투석중단 등 행위의 특성에 따라 치료중단의 종류가 나누어지고, 신생아·중환자의 치료중단, 연명치료중단 등 그 대상에 따라

---

15) 자의퇴원이라 함은 환자나 보호자가 스스로의 의사결정에 의하여 퇴원하는 것을 말한다. 자의퇴원은 그 목적에 따라 분류될 수 있는데, 우선 '본래 의미의 자의퇴원'으로서 질병이 치유되어 건강을 회복하여 퇴원하는 경우이다. 둘째, 질병이 치유되지는 않았으나 환자와 의사 사이에 신뢰관계가 악화되거나 입원실이 부족하여 다른 의료기관으로 전원되는 경우가 있다. 셋째, 현대의학으로는 치료방법이 없어 퇴원하는 '가망 없는 퇴원(hopeless discharge)'이 있다. 넷째, 의학적으로 의사의 계속적인 치료가 필요함에도 불구하고 환자나 그 보호자가 의사의 충고에 반하여 자의 퇴원하는 것으로서, 이른바 의학적 충고에 반하는 퇴원이다.

종류가 나누어지기도 한다(유호종, '연명치료 중단의 정당성 근거와 조건', 2002. 12.).

2008년 11월 28일 우리나라 법원은 무의미한 연명치료를 중단하는 식물인간에 대한 '존엄사'를 처음으로 승인한 판결을 내렸다.[16] 또한 법원은 첫 존엄사를 인정한 판결문을 통하여, 존엄사 핵심요건을 '회복 가능성'과 '환자의 자기결정권'이라고 하면서, 본 판결은 안락사 전체에 대한 게 아니라 무의미한 생명유지 장치를 제거할 것이냐 말 것이냐는 문제만 놓고 판결한 것이라고 안락사와 존엄사에 한정된

---

16) 무의미한 연명치료장치 제거 소송: 2008년 2월 김 모(75, 여) 씨는 폐렴으로 한 대학병원에 입원하여 폐조직검사를 받던 중 혈관이 터져 과다출혈로 식물인간 상태에 빠졌다. 김 씨가 회생할 가망이 없자 자녀들은 평소 무의미한 연명치료는 받고 싶지 않다던 어머니의 뜻에 따라 지난 5월 9일 서울서부지법에 존엄사를 택할 수 있도록 해 달라는 내용의 가처분신청을 내고, 5월 10일 존엄사에 대한 '입법 부작위' 헌법소원을 제기하였다. 헌법재판소는 "연명치료 중인 환자의 자녀들이 제기한 '연명치료의 중단에 관한 기준, 절차 및 방법 등에 관한 법률'(이하 '연명치료 중단 등에 관한 법률'이라 한다)의 입법부작위 위헌확인에 관한 헌법소원 심판청구가 기본권침해의 자기관련성의 관점에서 적법한지 여부"에 대하여 위 입법부작위(또는 입법의무의 이행에 따른 입법행위)의 직접적인 상대방이 연명치료 중단으로 사망에 이르는 환자이고, 그 자녀들은 위 입법부작위로 말미암아 '환자가 무의미한 연명치료로 자연스런 죽음을 뒤로한 채 병상에 누워 있는 모습'을 지켜보아야 하는 정신적 고통을 감수하고, 환자의 부양의무자로서 연명치료에 소요되는 의료비 등 경제적 부담을 안을 수 있다는 점에 이해관계를 갖지만, 이와 같은 정신적 고통이나 경제적 부담이 간접적, 사실적 이해관계에 그친다고 보는 것이 타당하다며 연명치료 중인 환자의 자녀들이 제기한 이 사건 헌법소원이 자신 고유의 기본권 침해에 관련되지 아니하여 부적법하다고 결정하였다(헌법재판소 2009. 11. 26. 선고 2008헌마385 결정).
또한 6월 2일 병원을 상대로 '무의미한 연명치료장치 제거'에 대한 민사소송을 제기하였고, 이에 지난 11월 28일 서울서부지법 민사12부(김천수 부장판사)는 김 씨로부터 인공호흡기를 제거하라며 원고 일부승소 판결을 하였다(서울서부지방법원 2008. 11. 28. 선고 2008가합6977 판결). 피고가 항소하였으나 피고의 항소는 기각되어 확정되었다. 서울고등법원은 1심의 판결을 인용하면서 '연명치료 중단의 허용 가능성' 부분을 보충하여 설시하였다(서울고등법원 2009. 2. 10. 선고 2008나116869 판결).
피고의 상고 또한 대법원에서 기각되었는바, 대법원은 "자기결정권 및 신뢰관계를 기초로 하는 의료계약의 본질에 비추어 강제진료를 받아야 하는 등의 특별한 사정이 없는 한 환자는 자유로이 의료계약을 해지할 수 있다 할 것이며(민법 제689조 제1항), 의료계약을 유지하는 경우에도 환자의 자기결정권이 보장되는 범위 내에서는 제공되는 진료행위의 내용 변경을 요구할 수 있을 것이다. 따라서 환자의 신체 침해를 수반하는 구체적인 진료행위가 환자의 동의를 받아 제공될 수 있는 것과 마찬가지로, 그 진료행위를 계속할 것인지 여부에 관한 환자의 결정권 역시 존중되어야 하며, 환자가 그 진료행위의 중단을 요구할 경우에 원칙적으로 의료인은 이를 받아들이고 다른 적절한 진료방법이 있는지를 강구하여야 할 것이다.
그러나 인간의 생명은 고귀하고 생명권은 헌법에 규정된 모든 기본권의 전제로서 기능하는 기본권 중의 기본권이라 할 것이므로, 환자의 생명과 직결되는 진료행위를 중단할 것인지 여부는 극히 제한적으로 신중하게 판단하여야 한다."고 판시하면서 연명치료 중단의 요건으로서 환자가 회복 불가능한 사망의 단계에 진입하였고 연명치료 중단을 구하는 환자의 의사를 추정할 수 있다고 하였다(대법원 2009. 5. 21. 선고 2009다17417 전원합의체 판결【무의미한 연명치료장치 제거 등】[공2009상, 849]).

것임을 분명히 하였다.

이로 인하여 전국병원에서 말기환자에게 이뤄지고 있는 생명연장 치료중단에 대한 논의가 활발해질 것으로 보인다. 그동안 병원에서 식물인간 상태 등 소생이 불투명한 환자들에 대한 생명연장 치료를 놓고 의료진과 가족 간의 갈등은 지속돼 왔다.

과거 의사가 가족 측의 요구로 인공호흡기를 뗐다가 살인방조죄로 2004년 대법원에서 유죄판결을 받은 이른바 '보라매병원사건'의 영향 탓에 의료진은 독자적인 판단으로 생명연장 치료중단을 꺼리고 있다. 하지만 이는 보라매병원사건에 대한 오해로서, 보라매병원사건은 회복 불가능한 환자조차 치료를 중단하면 살인이 된다고 판시한 것이 아님에도 불구하고, 이 판결 후 의료기관에서는 모든 치료중단 행위는 살인이 된다고 잘못 알려지면서 무의미한 연명치료를 부추기는 사회병리현상이 나타났다.

이 글에서는 응급환자에 있어 생명유지에 영향을 주는 치료를 계속하여야 함에도 불구하고 치료비 등 경제적 요인에 의하여 중단하는 이른바, '의학적 충고에 반한 퇴원'을 중심으로 논하고자 한다.

나. 응급의료

응급의료에 관한 법률 제2조에서는 응급환자의 정의에 대해 규정하고 있는바, 동법 제2조 제1호에 의하면 '응급환자'라 함은 질병, 분만, 각종 사고 및 재해로 인한 부상이나 기타 위급한 상태로 인하여 즉시 필요한 응급처치를 받지 아니하면 생명을 보존할 수 없거나 심신상의 중대한 위해가 초래될 가능성이 있는 환자 또는 이에 준하는 자로서 보건복지부령이 정하는 자를 말한다.

즉 응급증상과 이에 준하는 증상으로 구분하고, 각각의 사항에 대해 분류하고 해당하는 구체적인 예시가 아닌 것을 열거하고 있다. 이에 동법 시행규칙 제2조에서는 동법 제2조 제1호에서 '보건복지부령이 정하는 자'에 대해 ⅰ) 동법 시행규칙 별표 1의 응급증상 및 이에 준하는 증상과 ⅱ) 이러한 증상으로 진행될 가능성이 있다고 응급의료종사자가 판단하는 증상이 있는 자를 말한다고 하고 있다.

따라서 응급환자의 정의 또는 범위는 아래의 <표 2-1>에 해당하는 응급증상이 있거나 이에 준하는 증상이 있는 자이거나 이러한 증상으로 진행될 가능성이 있다고 응급의료종사자가 판단하는 증상이 있는 자를 응급환자라 할 수 있다. 이때 응급환자의 판단과 관련하여 "응급환자의 판단 여부는 응급의료종사자의 결정에 따르되 환자의 최종진단명이 아니라 내원 당시 환자가 호소하는 증상(symptom) 또는 응급의료종사자가 판단한 징후(sign) 및 이러한 증상이나 징후로 발전할 가능성이 있는 환자도 응급환자로 결정"[17]하도록 하고 있다.

〈표 2-1〉 응급증상 및 이에 준하는 증상[18]

구 분		증 상	비고
응급 증상	신경학적 응급증상	급성의식장애, 급성신경학적 이상, 구토·의식장애 등의 증상이 있는 두부 손상	
	심혈관계 응급증상	심폐소생술이 필요한 증상, 급성호흡곤란, 심장질환으로 인한 급성 흉통, 심계항진, 박동 이상 및 쇼크	
	중독 및 대사장애	심한 탈수, 약물·알코올 또는 기타 물질의 과다복용이나 중독, 급성대사장애(간부전, 신부전, 당뇨병 등)	

---

17) 응급환자 기준 관련: 자원 65554-10736호, 2000. 7. 14.
18) 응급의료에 관한 법률 시행규칙 별표 1 제2조 제1호 관련.

구 분		증 상	비고
응급 증상	외과적 응급증상	개복술을 요하는 급성복증(급성복막염, 장폐색증, 급성췌장염 등 중한 경우에 한함), 광범위한 화상(외부 신체 표면적의 18% 이상), 관통상, 개방성·다발성 골절 또는 대퇴부 척추의 골절, 사지를 절단할 우려가 있는 혈관 손상, 전신마취하에 응급수술을 요하는 증상, 다발성 외상	
	출혈	계속되는 각혈, 지혈이 안 되는 출혈, 급성 위장관 출혈	
	안과적 응급증상	화학물질에 의한 눈의 손상, 급성 시력 소실	
	알레르기	얼굴 부종을 동반한 알레르기 반응	
	소아과적 응급증상	소아경련성 장애	
	정신과적 응급증상	자신 또는 다른 사람을 해할 우려가 있는 정신장애	
응급 증상에 준하는 증상	신경학적 응급증상	의식장애, 현훈	
	심혈관계 응급증상	호흡곤란, 과호흡	
	외과적 응급증상	화상, 급성복증을 포함한 배의 전반적인 이상증상, 골절·외상 또는 탈골, 그 밖에 응급수술을 요하는 증상, 배뇨장애	
	출혈	혈관손상	
	소아과적 응급증상	소아 경련, 38℃ 이상인 소아 고열(공휴일, 야간 등 의료서비스가 제공되기 어려운 때에 8세 이하의 소아에게 나타나는 증상을 말한다)	
	산부인과적 응급증상	분만 또는 성폭력으로 인하여 산부인과적 검사 또는 처치가 필요한 증상	
	이물에 의한 응급증상	귀, 눈, 코, 항문 등에 이물이 들어가 제거술이 필요한 환자	

2. 응급의료의 특징

일반환자가 진료를 거부할 경우, 의사는 그 환자를 진료할 권리가 없음은 물론 의무도 없다. 오히려, 환자의 동의 없는 의사의 치료행위는 형법상 상해에 해당할 수 있고, 민사상으로는 불법행위에 해당하여 손해배상과 위자료청구의 사유가 될 수 있다(정현미, 2007). 이에 반하여 응급환자 대부분의 경우는 스스로 입장을 표현하기 어렵고,

자기결정권의 문제는 보호자가 대신 할 수 없기 때문에 일반의료의 경우와는 달리 판단되어야 한다.

이처럼 환자에 대한 치료에 있어 긴급사태가 발생한 경우에는 환자의 승낙 없이도 치료행위가 가능하고 설명도 불필요하다는 견해도 있다(강동세, 2000). 또한 응급의료 환자의 경우의 치료중단은 곧 환자의 생명에 대한 심각한 침해로 이어질 수 있기 때문에 원칙적으로 의사는 환자를 계속 진료하여야 한다.

이처럼 응급의료는 의료행위의 법적 성질과는 생명보호와 관련하여 복잡하고 어려운 문제이다(대한의사협회, 2008). 이러한 국민의 생명과 직접적인 연관성이 높은 응급의료는 일반의료에 비하여 의료계약 등 의사결정과 공공성 측면에서 특징을 가지고 있다고 할 수 있다.

가. 의사결정

응급의료에 있어서는 교통사고 등 각종 사고로 인하여 의식불명인 채로 응급의료체계에 의하여 병원에서 진료를 받아야만 하는 자는 스스로 계약을 체결할 수 없는 경우가 대부분이다. 응급환자에게 행하여지는 기도의 확보 및 순환의 회복 등 생명의 위험을 방지하기 위하여 필요한 의료행위들은 촌각을 다투어 시행되어야 하므로 의식이 없는 환자에게서 동의를 구한다거나 현장에 없는 보호자를 수배하여 동의를 구한다는 것은 사실상 어려운 일이다(유호종·손명세·이경환, 2002).

이때에는 환자를 대신하여 치료의사 여부를 표시하여야 하는데, 이러한 대리인에 의해 치료의사가 결정되는 경우는 세 가지 유형으로 생각해 볼 수 있다. 먼저, ⅰ) 환자의 의사능력이 있는 상태임에도 결정을 대신해 주도록 환자가 지정한 대리인의 경우, ⅱ) 환자가 의사 능력이 없을 때 결정을 대신해 주도록 환자가 지정해 둔 대리인의 경우,[19] ⅲ) 환자가 대리인을 지정하지 않은 상태에서 무의식 상태에 빠졌을 때 대리인의 경우 등이 있다(신현호, 2005). 문제는 세 번째의 경우처럼, 환자가 현재나 과거에 어떠한 의사도 밝히지 않고 의사를 표명할 수 없는 상태가 된 경우이다.

이처럼 환자가 의식이 없는 상태인 경우에 어떠한 조건에서 환자의 자기결정권이 행사되는 것으로 볼 수 있을 것인가가 문제 될 것이다. 환자의 의사능력에 대한 판단은 종종 의사와 환자 사이의 풀기 어려운 사항이 된다. 이러한 논쟁에 대한 판단의 결과는 두 가지로 나타난다.

그 두 가지 결과는 첫째, 환자의 의지에 반하여 치료하는 것과 둘째, 의학적 충고에 반한 퇴원(DAMA)으로 환자를 위험에 빠뜨리게 되는 것이다(Jeremy R. Simon, 2007).

하지만 환자의 의식이 없는 경우에는 누군가가 자기결정권의 행사를 대신하게 될 것이고 환자는 자신의 생명이 타인에 의하여 결정되는 위험에 놓이게 되는 것이다. 이러한 경우 통상적으로, 환자의 가치관을 잘 아는 대리인의 결정이 환자의 가치관에 부합할 가능성이 커진다. 하지만 환자의 자기결정권의 대리가 허용되는 것은 아주 한계적인 상황에서만 허용된다고 할 것이고 이 경우에도 환자의 의사에 합치하는가를 판단하여야 할 것이다(김혁돈, 2006).

---

19) 승낙능력 흠결에 해당하는 경우가 무엇인가는 의사의 설명의무를 고려하여 이해하여야 하는데, 일반적인 관점에서 볼 때 무능력이라 함은 자신의 결정에 의하여 나타나는 행위의 효과에 대하여 이해하지 못하는 것이라 볼 수 있다(Stanley Gore, 1992).

원칙적으로 의료시술을 행함에 있어 환자에게 설명을 하고 동의를 구하는 이유는 환자의 이익을 더 증진시킬 수 있기 때문이다. 그러므로 이러한 절차가 오히려 환자에게 해가 될 때에는 이런 절차를 거치지 않고 의료시술을 행하는 것이 정당화될 수 있는데 이러한 경우들이 많이 발생하는 것이 바로 응급의료 상황이다(유효종·손명세·이경환, 2002).[20]

나. 공공성

산업화, 도시화 및 정보화가 급속히 진행되면서 많은 사람들이 긴장된 생활을 계속하는 현대사회를 살아가는 가운데, 교통사고나 심장마비로 인하여 누구든지 예기치 못한 순간에 응급환자가 될 수 있다.

이러한 경우, 응급환자의 생존 가능성은 응급의료체계가 얼마나 잘 갖추어져 있느냐에 따라 결정된다. 응급의료체계는 국민의 생존권을 보장하는 중요한 사회적 안전장치라 할 수 있어(김윤, 2004) 응급의료서비스를 제공받을 필요가 있는 사람은 누구나 응급의료를 제공받을 수 있어야 한다(Kobusingye OC·Hyder AA·Bishai D·Hicks ER·Mock C·Johshipura M, 2005).

일반적으로 응급의료체계는 의료와 공중보건, 사회안전이 교차하는 영역으로 이는 응급의료서비스가 개인에 대한 일반 의료서비스와는 달리 정부가 적절한 서비스의 제공에 책임져야 할 공공성이 높은 영역임을 의미한다(이신호, 2008). 즉 응급의료 분야는 환자 또는 국민 개인에 대한 보호보다는 공공의 보호라는 상위 개념의 보호를 목

---

20) 하지만 응급의료 상황에서도 환자에게 설명하고 동의를 구하는 절차는 환자의 건강이나 생명에 큰 지장이 없는 경우에는 지켜져야 한다고 한다.

적으로 하고 있다고 보아야 한다(Sara Rosenbaum · Brian Kamoie. 2003).

따라서 공공성이 높은 응급의료서비스는 일반의료서비스와 달리 시장기전에 맡길 수 없다는 것이 일반적인 견해이다(김태홍, 2001). 즉 효과적인 응급의료체계 구축은 국민의 생명과 건강보장을 위한 국가의 핵심정책이어야 한다.

3. 응급환자 치료중단 현황

우리나라 사회의 경우 환자에게 선택을 묻기보다는 가족이나 의사가 판정하는 경우가 많았다. 더욱이 의사능력이 결핍된 환자에 대한 치료 여부 결정은 가족과 의사에 의해 이루어져 왔다. 이처럼 환자 치료 여부 결정에 환자가족과 의사의 결정이 환자의 결정을 대체하는 것은 적어도 가족의 경우는 환자와 오랜 시간을 함께 지냈으므로 환자의 가치관을 잘 짐작할 수 있다고 볼 수 있고, 가족의 결정을 환자 자신의 결정과 같다고 짐작하거나, 최소한 환자의 이익을 위하여 보호자가 대신하여 결정한다고 믿어 온 경향이 있기 때문이다(손명세, 1998).

하지만 의사의 경우는 환자에 대해 아는 바가 거의 없다고 볼 수 있다. 그럼에도 불구하고, 우리 의사들은 환자 삶의 질을 평가하는 것에 대해 큰 거부감이 없다. 의사들은 의학적 전문지식에 대해서 환자보다 훨씬 많이 알고 있다. 그러나 이런 사실적 지식을 많이 알고 있다는 것은 가치평가를 올바로 할 수 있다는 것과 직접적 관계가 없음에도 우리나라에서는 환자의 치료 여부 판단에 있어 환자의 선택보다는 가족과 의사의 판단을 우선시해 왔다.

임상에서 치료중단의 결정은 환자의 자기결정권에 의한 것보다는 환자의 가족들에 의하여 이루어지고 있는 것으로 나타났다. 거의 절명의 단계까지 간 환자의 생명을 되돌리는 심폐소생술(CPR: Cardio-Pulmonary Resuscitation)의 시행을 거절하는 DNR(No-CPR, Do Not Resuscitate)에 대해 서울에 있는 2개의 대학병원에 근무하는 의사들을 대상으로 경험과 인식과 태도를 조사한 바에 의하면, DNR의 결정은 가족과 의료인의 합의에 의한 결정이 56.3%이고, 환자의 결정은 1.0%로 나타났다(한성숙·한미현·용진선, 2003).[21]

이 결과에 의하면, DNR에 대한 요청과 결정에 있어 가족과 의료인의 합의가 환자의 자기결정보다 중요하게 작용하고 있는 것으로 나타났다. 이는 환자가 배제된 상태에서 의사와 보호자가 DNR을 요청·결정하고 있는 것으로서, 적어도 환자의 자기결정권을 존중하여 이루어져야 하는 DNR의 정신과 배치되는 것이라 볼 수 있다.

더욱이 의사결정에 있어 본인의 의사보다는 가족의 의사를 중시하는 것은 이미 실정법에도 명시되어 있다. 「장기 등 이식에 관한 법률」에 의하면, 장기기증자 본인이 뇌사 또는 사망 전에 장기 등의 적출에 동의한 경우에도 그 가족이나 유족이 장기 등의 적출을 명시적으로 거부한 경우에는 장기 등을 적출할 수 없다.[22]

또한 본인이 뇌사 또는 사망 전에 장기 등의 적출에 동의 또는 반대하였다는 사실이 확인되지 아니한 경우 그 가족 또는 유족이 장기 등의 적출에 동의한 경우에는 장기를 적출할 수 있도록 함으로써 가

---

21) 간호사를 대상으로 한 한성숙 등의 연구에서도 환자의 가족 및 친척에 의한 DNR 요청이 82%로 가장 높았고, 환자가 직접 요청한 경우는 2%뿐이었다고 한다(한성숙·정순아·고규희 외, 2001).
22) 장기 등 이식에 관한 법 제18조 제3항 제1호.

족이나 유족의 의사를 중시하고 있다(정규원, 2005).[23]

　환자나 그 가족이 치료를 중단하는 요인에는 여러 가지가 있을 수 있으나 그중 진료비 등 경제적인 사유는 중요하게 작용하고 있다. 진료비 등 의료비용이 현실적으로 환자나 가족에게 부담이 되는 것에 대하여 조사한 연구에 따르면 환자나 보호자들이 DAMA를 하고자 하는 가장 큰 요인으로는 경제적 부담(68.8%)인 것으로 조사되었고, 이를 가장 먼저 제안한 사람은 자녀가 50.0%로 가장 높았으며, 그다음으로 배우자가 37.5%로 본인 9.4%에 비하여 높게 나타났다(강홍구·이상진·조경기, 2000).

　또한 한 대학병원의 의료윤리위원회에 의뢰된 치료중단 사례들을 분석한 결과[24]를 보면, 치료중단을 요구하는 요인에 대해 경제적인 문제, 환자의 향후 고통, 무의미한 치료, 삶의 질, 향후 환자간호, 기타 등으로 구분하여 질문하였고, 이에 무의미한 치료가 16건수(59.3%)로 가장 많았고, 경제적인 이유가 6건으로 22.2%로 그다음을 차지하였다.

　그러나 보호자들이 더 이상의 치료가 무의미하다고 판단하여 치료중단을 요구한 사례들 중 경제적인 요인도 상당히 내포되었음을 추정할 수 있다(강정민·고윤석, 2005). 또한 경제적인 요인의 특징은 다른 요인들과 결부되어 나타나는 것으로 조사되었다(박연옥·고은정·이이형·소의영, 2001). 이처럼 치료비는 DAMA의 중요한 요인 중 하나이다.

---

23) 장기 등 이식에 관한 법 제18조 제3항 제2호.

24) 1998년 1월부터 2003년 12월까지 울산대학 의과대학 서울아산병원 의료윤리위원회에 치료중단을 요구한 안건 27예에 대해 회의록과 의무기록을 후향적으로 분석한 자료이다. 해마다 서울아산병원에 입원하는 평균 환자 수는 1998년부터 2003년까지 70(±3.6)만 명이며, 중환자실에 재원한 환자 수는 연간 9(±0.4)천 명이었다. 이에 치료중단 건수 27건은 중환자실 재원환자 기준 연간 평균 0.05%에 해당한다.

4. 가족결정권의 한계

환자의 치료 여부 결정에 있어, 배우자 또는 관련된 사람 어느 누구도 무능력자인 환자를 대신하여 치료에 대한 동의 또는 거절할 권한은 없다. 나아가 대법원을 비롯한 어떠한 법원 또한 무능력자가 자유롭게 결정할 수 있는 권리를 대신하여 결정할 권리를 가지고 있지 않다(Andrew Grubb, 2004).

하지만 환자치료에 있어 치료비가 차지하는 비중이 큰 우리나라 현실[25]에서 가족들은 치료비를 내지만 결정권은 없다고 할 수 없는 현실적인 요인도 작용(한성숙·한미현·용진선, 2003)하고 있는 반면, 높은 이혼율이 보여 주듯 오늘날 우리 사회에는 서로 화목하지 못하며 더 나아가 이익 갈등이 있는 가족들 역시 상당수 존재한다고 볼 수 있다. 이런 상황에서 환자가족의 환자치료 여부에 대해 내리는 결정이 환자의 의사에 충실한 결정이라고 볼 수 있는 데에는 한계가 있다고 할 수 있다.

가. 상대적 가치관으로 인한 의사불일치

가족과 의사들이 환자에게 최선의 조치를 하려는 동기를 가진 경우에도 실제로 그 환자에게 최선이 아닐 수도 있다. 그것은 무엇보다 각자의 가치관이 상대적이기 때문이다. 즉 의사나 가족은 환자의 가치관을 환자 자신처럼 정확히 알 수 없기 때문이다(손명세·유호종, 2001).

---

25) 국립보건원의 설문조사에 의하면 재가 암환자 10명 중 4명이 죽음의 불안감이나 육체적 고통보다 경제적 문제가 가장 어렵다고 응답한 조사결과가 있다(신기수, 1999).

즉 환자의 자기결정이 가족의 의사결정으로 대체될 수밖에 없는 현실에서 가족의 의사결정은 환자의 진정한 의사에 반하는 것일 수도 있다는 문제점을 안고 있다(이상돈, 2003). 가령 본인이 치료중단의 의사표시를 명확히 한 후 의식불명의 상태에 빠졌다고 할지라도 가족들이 반대하는 경우에는 치료를 계속할 수밖에 없는 경우도 발생한다.

반대로 의식불명의 상태에 빠진 환자 본인의 의사가 불분명한 경우라 할지라도 환자 본인의 가족이 치료중단의 결정을 할 경우 대부분의 의료진은 그 결정을 존중하게 된다. 나아가 환자 본인이 치료계속의 의사를 의식이 있었던 시기에 표시하였다고 할지라도 의식불명의 상태가 상당기간 지속된다면 환자가족들이 치료중단의 결정을 하여 그에 의하여 치료가 중단될 가능성도 배제할 수 없다(정규원, 2005).

나. 환자와 가족의 이해관계 상반

환자의 경우 의사나 가족에게 상당한 정신적, 육체적, 경제적 부담을 준다. 그래서 이 경우 의사나 가족이 환자에게 최선의 이익이 되는 것보다는 자신들의 이익을 먼저 고려해서 의료조치를 선택할 가능성이 생기게 된다. 가족의 경우, 실제로 많은 가족들이 환자에게 최선인 치료를 선택하려 할 것이다. 하지만 치료로 인한 부담은 의사보다는 가족들에게 훨씬 큰 것이다.

의식불명환자의 치료중단에 대해 사실상 환자가족의 결정으로 이루어지고 있는 상황에서 환자가족의 결정이 갖고 있는 문제는 미국의 Schiavo 사례[26]에서 나타났다. 의식불명의 환자를 대신하여 치료에 대한 결정을 하는 가족의 결정권에 대해 타당한지는 검토되어야 한다. 환자의 가족은 환자를 가장 잘 알고 있는 반면, 환자와 밀접한 이해관계를 가졌다는 특징을 가지고 있다. 따라서 환자가족의 결정이 곧 환자의 자기결정권과 동일시될 수는 없으며, 또한 이해관계라는 측면에서 무조건적으로 배제하는 것은 문제가 있다고 본다.

다. 소결

의료현장에서 환자의 이익이 가장 우선적으로 크게 고려되어야 한다. 이는 인간의 기초조건인 건강과 생명을 위협받는 열악한 상황에 놓여 있는 환자의 특수한 처지에서 기인한다.

하지만 이것이 의료상황에서 오직 환자의 이익만을 고려하면 된다는 것을 의미하지는 않는다. 환자의 치료 여부나 치료종류에 따라 가족 등 다른 사람들의 이해 역시 좌우되는 이상 환자의 이익을 최우선으로 고려하더라도 관련된 가족 등 다른 사람들의 이해 역시 일정부분 고려되어야 한다(유호종, '연명치료 중단의 정당성 근거와 조건', 2002).

또한 응급의료에 있어서는 일반의료 상황보다 치료 여부에 대한 시의적절한 의사결정이 이루어져야 한다. 환자가 스스로 자기결정권

---

26) 미국의 Schiavo 사례는 1990년 27세인 테리 샤이보(Terri Schiavo)는 몸 안에 화학적 불균형의 일종인 칼륨 부족(potassium imbalance)으로 식물인간 상태가 되어 튜브로 투여하는 음식물로 연명하게 되었다. 테리가 식물인간이 된 이후 8년이 지나면서, 테리에게 음식공급을 중단하여 죽음을 맞이하게 하려는 남편 마이클과 이를 막으려는 테리의 부모 Robert Schindler, Mary Schindler 사이에 7년간에 걸친 극단적인 법률 분쟁 사건이다. 미국의 Schiavo 사건은 가족 간 의견이 일치되지 못했고, 환자의 죽음이 임박한 상태가 아니었으며, 연명치료중단에 환자의 의사가 명백하고 설득력 있는 증거에 의해 뒷받침되지 않은 점이 주요쟁점이었다. 환자가족의 결정과 관련하여 Terry Schiavo 사례가 주는 시사점은 환자가 사망할 경우 재정적 이해관계를 가진 대리인은 결격사유에 해당하는 것으로 보아 자동적으로 보호자가 되어서는 아니 된다는 법제화는 적절하지 않고, 다만 환자가족 간의 의견이 불일치하는 경우 환자가족을 대리인에서 배제하고 객관적, 중립적 제3자를 대리인으로 하는 방안이 고려되어야 한다고 본다. 또한 환자의 치료중단에 동의하지 않는다는 점과 계속적 치료에 대해 재정적 부담의사를 서면으로 동의한 가족에 대해서는 대리인 간의 위계구조에도 불구하고 그의 의사를 우선시키는 방안이 먼저 검토되는 것이 적절하다고 본다.

에 기한 치료 여부의 의사결정을 할 수 없고, 이에 대한 사전의사결정도 없는 경우에는 누군가에 의해 의사결정이 이루어져야 한다. 혼수상태에 빠져 스스로의 의사표시가 불가능한 환자에 대한 의사의 치료의무 존속시기와 범위를 다룬 국내 이론과 판례는 찾아보기 어렵다(한정환, 2002).

다만 영국 대법원은 Anthony Bland 판결[27])에 대한 문제점을 검토하기 위하여 대법원 산하 특별위원회(House of Lords Select Committee)를 만들어 1994. 2. 보고서를 발표하면서, '대리인'에 의한 치료 여부 결정에 대해서는 부정적인 견해를 밝혔다(Report of the Select Committee on Medical Ethics, 1994).

그러나 환자의 가족에 의해 의식불명환자의 치료 여부 의사결정이 이루어지고 있는 현실에서는 무조건적이고 대안 없는 비판은 곤란하다. 따라서 치료방법의 선택이나 입원의뢰 등 치료에 관한 환자가족의 요구·승낙에 일정부분 법적 효과가 인정된다고 보아야 한다.

하지만 환자의 생명에 영향을 주거나 장기 등 신체기관을 분리·이식하는 수술 그리고 수족절단 등 신체외모에 중대한 변화를 초래하는 수술·치료 등 Privacy와 밀접한 치료에 대해서는 환자 본인만이 요구하고 동의할 수 있다고 해야 한다(Roxin, 2003). 따라서 생명과 직결된 문제에 대하여 환자가족에 의한 동의·승낙에는 법적 효력이 인정될 수 없음을 원칙으로 하여야 한다.

현행 의료보장체계나 사회보장제도 등을 감안하면 일정한 조건하

---

27) Airedale NHS Trust v. Bland, 1993. 1 All ER 821. 이 사건은 1989. 4. 15. 리버풀 축구장 참사로 폐 손상을 입고 뇌간만 살아 있는 PVS에 있던 Bland(사건 당시 17세, 결정 당시 21세)에 대하여 병원 측이 영양공급을 포함한 의료적 처치의 중지를 요구(치료중단 시 14일 이내 사망 예상)한 소송이었다. 치료중단이 살인죄에 해당된다고 하며 환자의 후견인이 상소하였지만 1993. 2. 4. 기각되었다.

에 혼수상태인 환자의 가족에게 치료중단·퇴원요구권을 인정할 필요성은 있다고 하겠다. 하지만 이러한 환자가족의 치료중단·퇴원요구권을 인정한다는 것이 퇴원요구가 있으면 의사는 반드시 치료를 중단하고 퇴원을 허가하여야 한다는 의미가 아니다.

윤리위원회 등 이러한 경우에 의사를 결정할 수 있는 법적, 제도적 장치와 절차에 따라 이루어져야 한다는 것이다(한정환, 2002). 이는 법원의 결정에 전적으로 따르거나 의사의 판단 또는 의견을 경시해도 좋다는 것이 아니라, 환자의 치료중단 여부를 결정함에 있어 의사와 환자 모두가 참여되어야 하는 것을 의미한다고 하여야 할 것이다(Pres. Commission, 1982).

미국에서는 각 분야의 전문의, 가정의, 간호사, 병원행정가, 원목, 변호사, 윤리학자 등으로 병원윤리위원회를 구성하며, 위원회의 일부는 의도적으로 원외 인사 중에서 선택한다. 위원회는 결정을 내리기 위해 다양한 정보와 대안, 그리고 폭넓게 생각할 기회를 제공함으로써, 합리적이고 이성적인 판단을 내릴 수 있도록 도와주는 역할을 하게 된다(김일순, 1993).

하지만 아직까지 우리나라에서의 의료윤리위원회는 그 필요성에 대해서는 공감을 가지고 있으나, 활동이 미미하고 활성화되지 못하였다(고윤석·맹광호·구영모·손명세·황상익·홍창기, 1999). 따라서 치료중단 시행절차에 관한 입법적인 제도 마련이 필요하며, 개별적인 사안에 있어 일차적으로는 의사가 중심이 된 의료윤리위원회에서 담당하고, 종국적으로는 법원에 맡기는 것이 적절하다고 한다.

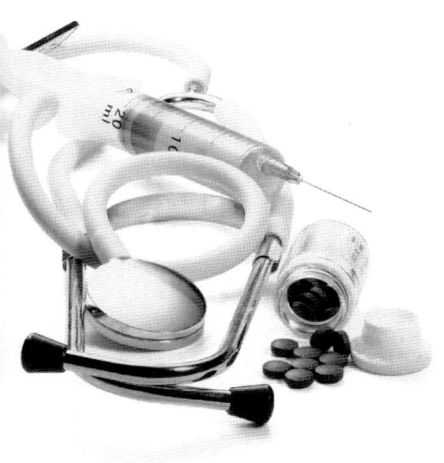

제3절
응급환자 치료중단 사례
– 일명 '보라매병원사건' –

1. 사건개요

가. 사건개요

1997년 12월 술에 취한 채 화장실을 가다가 중심을 잃어 기둥에 머리를 부딪치고 시멘트 바닥에 넘어진 피해자는 경제적인 이유로 퇴원을 요구한 가족에 의해 결국 사망하였다. 이에 1998년 1월 10일 피고인[28] 甲, 乙, 丙은 살인죄의 공범으로 서울지방법원 남부지원에 기소되었고, 같은 해 5월 15일 피고인 丙을 제외한 피고인 甲, 乙에게 '부작위에 의한 살인죄'로 각각 징역 2년 6월에 집행유예 3년이 선고되었다.[29]

---

28) 피고인 甲은 보라매병원 신경외과 전문의, 피고인 乙은 같은 과 3년차 레지던트, 피고인 丙은 1년차 인턴으로 각 근무하던 자이다.

29) 서울지법남부지원 1998. 5. 15. 선고 98고합9 제1형사부 판결.

이에 피고인 측이 항소를 제기하자 서울고등법원은 2002년 2월 7
일 위 제1심판결을 파기하고, 피고인 甲, 乙을 '작위에 의한 살인방조
죄'로 각각 징역 1년 6월에 집행유예 2년을 선고하였다.[30] 그 후 피고
인 甲, 乙과 검사 측이 제2심판결에 서로 불복하여 각 상고하자, 2004
년 6월 24일 대법원은 이를 기각하고 원심을 확정하였다.[31] 이 사건
이 일명 '보라매병원사건'으로서 응급환자 치료중단 사례이다.

나. 사실관계[32]

피해자는 1997. 12. 4. 14:30 술에 취한 채 화장실을 가다가 중심을
잃고 기둥에 머리를 부딪치고 시멘트 바닥에 넘어지면서 다시 머리
를 바닥에 찧어 경막 외 출혈상을 입고 병원으로 응급 후송되었다.
피해자는 피고인들을 포함한 의료진에 의하여 수술을 받고 중환자실
로 옮겨져 의식이 회복되고 있었으나 뇌수술에 따른 뇌부종으로 자
가호흡을 할 수 없는 상태에 있었으므로 호흡보조장치를 부착한 채
계속 치료를 받고 있었다.

한편, 피해자의 처 A는 수술 후 피고인 乙로부터 피해자의 혈종이
완전히 제거되었고 호전될 것으로 예상된다는 말을 들었으나 그때까
지 260만 원 상당의 치료비가 나온 것을 알고 향후 치료비도 부담하기
어려울 뿐 아니라 금은방을 운영하다가 실패한 후 17년 동안 무위도식
하면서 술만 마시고 가족들에 대한 구타를 일삼아 온 피해자가 살아남

---

30) 서울고등법원 2002. 2. 7. 선고 98노1310 제5형사부 판결.

31) 大判 2004. 6. 24. 선고 2002도995 판결.

32) 大判 2004. 6. 24. 선고 2002도995 판결, 서울지법남부지원 1998. 5. 15. 선고 98고합9 제1형사부 판
결, 서울고등법원 2002. 2. 7. 선고 98노1310 제5형사부 판결.

아 가족들에게 계속 짐이 되기보다는 차라리 사망하는 것이 낫겠다고 생각하여 경제적 부담을 빌미로 피해자의 퇴원 허용을 계속 요구하였다.

이에 피고인 甲은 자신을 찾아온 원심공동피고인에게 퇴원을 만류하였으나 원심공동피고인이 계속 퇴원을 요구하자 이를 받아들여 피고인 乙에게 피해자의 퇴원을 지시하였다.

원심공동피고인이 퇴원수속을 마치자 피고인 乙은 피고인 丙에게 피해자를 집까지 호송하도록 지시하였고, 그에 따라 같은 날 14:20경 피고인 丙과 원심공동피고인 A 등이 피해자를 중환자실에서 구급차로 옮겨 싣고 피해자의 집까지 데리고 간 다음, 피고인 丙이 원심공동피고인의 동의를 받아 피해자에게 부착하여 수동 작동 중이던 인공호흡보조장치와 기관에 삽입된 관을 제거하여 감으로써 그 무렵 피해자로 하여금 호흡정지로 사망에 이르게 하였다.

피고인 甲, 피고인 乙은 환자의 보호자가 그 퇴원을 강력히 요구하고 있는 상태에서 퇴원 요구를 거부한 후 발생될 치료 결과에 대한 책임이나 향후치료비의 부담이라고 하는 현실적인 문제가 제기되자 보호자의 환자에 대한 퇴원 요구를 거부하면서 의사가 치료행위를 계속할 수 있는 근거 등에 대하여 더 이상 생각해 보지 않은 채 피해자의 퇴원을 위한 조치를 취하게 되었다.

다. 사법부의 판단

1) 의의

의사는 환자가 퇴원할 경우 사망할 가능성이 있음을 알고 있었고, 그러면서도 가족의 요청에 못 이겨 퇴원을 허용하였다. 이에 대해

2004년 6월 24일 대법원은 전문의 甲과 레지던트 乙에 대해 살인방조죄를 적용하여, 각각 징역 1년 6월에 집행유예 2년을 선고한 원심을 확정하였다.

의료관행도 형사처분의 대상이 된다는 대법원의 첫 확정판결이었다. 본 사건에 대한 대법원의 판결은 경제적 이유로 환자의 가족이 아무리 강력하게 퇴원을 요구한다고 하더라도, '의학적 충고에 반하는 자의퇴원과 환자가족의 퇴원요구에 굴복한 의사의 치료중단'에 대해서는 사법부가 적극적으로 나서서 형사처분을 하겠다는 의미이다.

즉 지금까지 '자의퇴원이 환자사망으로 이어지는 생명경시의 의료관행'에 사법부가 제동을 걸겠다는 의지를 보인 것이다. 이 판결은 의료계의 현실을 모르는 것이 아니라, 이를 남용하는 경우 형법이 더 이상 물러서지 않겠다는 것이다(하태영, 2007). 나아가 치료를 요하는 피부양자를 방치하여 사망에 이르게 한 피해자의 처 A의 행위가 경제적 곤궁으로 인한 것이라거나, 의사들이 피해자에 대한 치료를 지속하기 위하여 처를 설득하는 등 최선을 다하였으나, 처가 마음을 바꾸지 아니하여 불가피하게 이 사건 범행에 이르게 되었다는 것은 모두 형의 양정에 참작할 사정이라 하고 있다(심희기, 2004).

또한 피해자의 추정적 의사에 반하는 보호자의 경제적 부담을 이유로 한 퇴원요구에 응하여 경솔하게 생존 가능성이 있는 환자를 퇴원시켜 그 생명을 포기케 하는 결과를 초래한 행위로서 환자의 상태와 환자 자신의 의사를 신중하게 고려할 담당의사들이 한계상황에서의 양심적 결단이 있다고 볼 수 없음이 명백하고, 따라서 위 피고인들이 보호자의 경제적 고려에 의한 퇴원요구에 응하여 생존 가능성이 있는 피해자의 치료행위 중지를 초래케 한 행위에 대해서도 단순한 윤리적 책임뿐 아니라 현행법에 의한 책임을 묻지 않을 수 없다고 한다(정효성, 2002).

2) 논의의 정리

사법부의 판단에 대해 그간 1심과 항소심에 대한 많은 평석(김성돈, 2003; 조상제, 2000; 허일태, 2002)들이 있었지만, 대부분의 논의는 피해자의 처 A, 전문의 甲, 레지던트 乙, 인턴 丙에 대한 법원 판결의 타당성에 대한 것으로, 해당 피고인들에 내린 법원의 판결을 두고 형법이론적용에 대한 논의가 대부분을 차지하는 등 피고인들에 대한 죄책을 논하는 데 치우친 한계를 가지고 있었다. 이러한 논의된 내용을 정리해 보면 다음과 같다.

ⅰ) 작위와 부작위 구분[33]

'甲'과 '乙'이 '丙'에게 환자를 집으로 후송하고 호흡보조장치를 제거할 것을 지시하고, 이에 '丙'이 인공호흡보조장치를 제거하는 행위, 즉 의사의 퇴원조치 및 치료중단행위가 작위행위인지 아니면 부작위행위인지 여부

ⅱ) 보증인적 지위와 보증의무

의사의 행위를 부작위로 본다면 보증인적 지위가 있는지 여부를 검토하여야 하는바, 작위범과 달리 보증인적 지위(의무)가 없다면 부

---

33) 작위행위(作爲行爲, Begehung)란 일정한 신체운동을 하는 적극적 태도를 말하고, 부작위행위(不作爲行爲, Unterlassung)라 함은 일정한 신체운동을 하지 않는 소극적 태도를 말한다. 즉 작위란 규범적으로 금지되어 있는 것을 하는 것이라 할 수 있고, 부작위란 아무것도 하지 않는 무위(無爲)가 아니라 무엇인가 해야 할 것을 하지 아니하는 것을 말한다.

진정부작위범은 성립될 수 없기 때문에, 의사에게 환자의 사망을 방지할 보증인적 지위와 보증의무가 있는지 여부

iii) 치료의무의 한계

의사에게 보증인적 지위와 보증의무가 있다면 그 근거와 내용은 무엇이고 그와 관련한 치료의무의 한계는 어디까지인가의 여부, 즉 오늘날 의료관계가 윤리적 관계가 아닌 서비스 계약관계로 파악되는 점을 고려하여 일종의 윤리적 의무를 법적 의무로 전환한 것이라 할 수 있는 응급의료의무를 의료인에게 부과하는 것은 의료법 및 응급의료법상 응급의료를 행하는 의료인이 응급의료를 행할 의무를 넘어서서 환자의 사망이라는 결과를 방지할 보증인의 의무를 부담하는 것이 타당한가의 여부

iv) 정범과 공범관계

의사들의 치료중단행위는 치료중단을 요구한 환자 보호자와 공동정범관계인지 아니면 단순한 공범관계인지 여부, 즉 피고인 의사들이 부작위에 의하여 부작위 정범인 환자의 처에 대한 방조행위가 가능한지 여부와 환자의 사망에 대한 고의와 정범의 고의를 인정할 수 있는지의 여부

v) 생존 가능성과 공범성립

환자에 대한 치료를 계속하였다면 환자가 생존했을 확률이 어느 정도 되어야 치료중단으로 인한 환자의 사망을 그 중단행위의 탓으로 귀속시킬 수 있는지 여부, 즉 의사의 부작위에 의한 행위와 환자

의 사망 간에 인과관계 유무와 사망의 결과를 그런 행위에 귀속시킬 수 있는지 여부 또한 공범이라고 본다면 공범의 고의 성립을 위하여 정범의 고의가 인정될 수 있는지 여부

vi) 인과관계와 객관적 귀속
공범의 방조행위와 정범의 실행행위 사이에 인과관계 및 객관적 귀속관계가 필요한지 여부

vii) 위법성 조각 등 정당성에 대한 검토
의사들에게 위법성을 조각하는 정당방위, 긴급피난 또는 정당행위 등 정당화 사유가 있는지 여부와 피해자 처, 가족의 퇴원요청을 피해자의 승낙으로 보아 촉탁승낙에 의한 살인죄의 성부로 적용할 수 있는지, 나아가 의사가 자기 행위에 대해 위법하지 않고 범죄가 아니라고 생각할 개연성에 대해 형법 제16조의 적용 여부, 즉 의사의 착각·오인에 정당한 이유가 인정될 수 있는지 여부 등에 대하여 그간 법조계는 많은 논의가 이루어져 왔다(조인호, 2008).

2. 사건의 재조명

보라매병원사건에 대해 지난 10년간 많은 연구가 이루어져 왔고, 법조계, 의료계 및 일반인들이 바라보는 시각 또한 다양하다. 그간 진행된 연구들을 다양한 견해로 구분하여 보면, 매우 상이한 견해가 존재함을 알 수 있다. 우선 본 사건에 대해 소극적 안락사로 보는 견해,

법이론에 충실한 견해, 의학적 충고에 반한 자의퇴원(DAMA)으로 보는 견해 등으로 그간 고찰에 대한 연구들을 나누어 생각해 볼 수 있다.

가. 선행연구

1) 소극적 안락사로 보는 견해

보라매병원사건을 '소극적 안락사'의 문제로 보고 우리 사회에서 안락사를 허용할 것인가의 문제로 인식하고 있는 견해(정현미, 2007; 김난도·이윤성·백대일, 2002; 구영모, 2005; 한상훈, 2004; 김현집, 2002; 한정환, 2002; 유효종, 치료중단 치침을 둘러싼 우리 사회의 논란에 대한 법적·윤리적 검토, 2002; 언론보도 '보라매병원사건과 소극적 안락사 논쟁'−KBS/MBC 보도, '환자 측 퇴원 요구했어도 퇴원 후 사망 땐 살인방조'−2004년 6월 29일자 등)는 주로 의료계 측에서 주장되었다.

이는 의료계의 현실적 입장으로 접근하는 견해로서 의료계의 현실 중 진료비보조제도, 공공간호서비스제도 등 치료비와 관련된 현행 의료제도와 공적부조, 사회보험 등 사회보장 제도의 문제와 그간 의료관행 및 소극적 안락사가 갖고 있는 딜레마에서 그 문제점의 원인을 찾는 견해들이다.

이러한 견해들은 과거 임종이 임박했다고 생각되지 않을 경우에도 가족들이 퇴원을 요구하면 의사들은 상태의 경중, 회복 가능성을 고려하여 퇴원을 허락하거나 만류해 왔다고 한다. 그러나 의료진이 충분히 설득했음에도 불구하고 가족들이 치료중단 혹은 퇴원의지가 완강하면 대부분 가족들의 뜻에 따라 행동하였다.

이렇듯 의사들이 환자가족들의 뜻을 따랐던 것은 가족들의 의사를 환자의 의사와 동일시했던 측면과 가족들의 요구를 거부할 법적, 제도적 근거가 없었던 것도 원인으로 들고 있다(김현집, 2002). 또한 과거 의료상황은 '건강한 삶을 되찾거나 그렇지 않으면 죽는 것' 중에서 선택하는 단순한 것이어서, 죽는 것보다는 건강한 삶을 회복하는 것이 더 좋다는 데 대해서는 대부분의 사람들이 동의하였던 것이다.

하지만 이는 과거부터 지금까지 삶과 죽음의 2분법적 사고를 벗어나지 못한 데서 오는 현상으로, 오늘날 현대의술은 상황이 달라졌다고 한다. 이른바 '죽음의 과정'이라 할 수 있다. 기존의 '삶' 아니면 '죽음'이라는 'On−Off' 개념으로 '삶과 죽음'을 판단하였던 우리에게 새로운 삶과 죽음에 대한 인식의 변화가 대두된 것이다.

이처럼 우리는 우리가 살아가고 있는 사회 속에서 새로운 행동이나 행위가 나타나면 당연히 기존의 윤리나 규범의 기준으로 검토하여야 한다. 그리고 기존의 규범으로 설명할 수 없으면 새로운 개념을 정립하고 그에 따라 판단해야 하는 것이다. 이러한 의료계의 변화에 보라매병원사건이 그 전환점에 서 있는 것이라 할 수 있다.

기존의 의료로는 인식할 수 없을 정도로 짧았거나 또는 극히 소수의 환자에게서 볼 수 있던 '죽음의 과정'의 존재가 구급의료의 발달로 명백하게 존재하게 되었다. 또한 이러한 상황은 경제적 어려움으로 인하여 더 이상의 치료를 받기 어려운 환자들에게는 진료비 부담이 무의미한 치료논쟁의 실제 큰 요인으로 등장하였다. 또한 진료비 부담에 대한 어려움은 크지 않으나, 치료 후 심각한 후유증을 남길 것으로 예상되는 환자의 경우에는 퇴원 후 환자 간호의 어려움이 무의미한 치료 논쟁의 원인이 되기도 한다고 한다(이윤성, 2002).

이처럼 보라매병원을 소극적 안락사의 문제로 바라보는 견해는 그간 의료의 관행과 현대의학의 발달로 나타난 죽음에 대한 인식의 변화에 대처하지 못한 제도의 문제, 그리고 이러한 변화 등으로 치료비에 대한 문제 또한 삶의 연장에 대한 의미를 반문하고 있다고 주장한다.

2) 법이론에 충실한 견해

보라매병원사건을 법이론에 충실하게 해석하는 견해는 주로 형법이론에 충실하게 피고인들에 대한 죄책을 논한 견해로서 대부분이 보라매병원사건에 대해 사법부의 판단을 학계 등에서 법이론적으로 접근한 견해(류화진, 2004; 김성돈, 2003; 조상제, 2000; 허일태, 2002)들이라 볼 수 있다. 보라매병원사건은 3심의 재판을 거치면서 많은 사회적 반향을 불러일으켰고, 법조계와 학계를 고민에 빠뜨리는 등 그간 보라매병원사건에 대해서는 많은 논의가 이루진 것이 사실이다(류화진, 2004).

그러나 정작 일부 한정된 부분에 대해서만 지속적으로 논의되어 왔고, 그 외의 측면에서는 접근이 부족하였다고 할 수 있다. 즉 지금까지 보라매병원사건을 바라보는 법조계의 입장이나 논의는 대부분 앞서 살펴본 바와 같이, '작위행위와 부작위범', '결과방지의무', '미필적 고의',[34] '방조고의',[35] '의무의 충돌',[36] '위험증대이론'[37] 등과

---

[34] 미필적 고의란 구성요건적 결과의 발생 가능성을 인식하면서도 이를 인용하는 것을 말한다.

[35] 방조고의란 방조범에 있어 정범의 범죄를 실행을 방조한다는 인식, 즉 '방조의 고의'와 정범이 범죄를 실행함으로써 기수에 이르러 결과가 발생할 것이라고 하는 '정범의 고의'가 있어야 한다. 이를 '이중의 고의'라고 한다.

[36] 의무자에게 동시에 이행해야 할 둘 또는 그 이상의 법적 의무가 존재하여 의무자가 그중 어느 한 의무를 이행하고 타 의무를 이행하지 못한 것이 형벌법규에 저촉되는 경우를 말한다.

[37] '위험증대이론'이란 객관적 귀속의 척도에 관한 이론으로서 행위자가 법적으로 허용된 범위를 일탈하여 결과발생에 대한 위험을 증대시킨 경우 이러한 결과는 객관적으로 귀속될 수 있다고 한다.

같이 삶의 현실에 낯선 내용들뿐이었다. 또한 나아가 이러한 논의들이 형법체계 또는 형법학 내재적인 관점에서만 사용된다면, 치료중단을 범죄화하는 논의는 정당성을 얻기 어려울 것이다(이상돈, 2003).

이러한 보라매병원사건에 대한 논의가 형법적인 면에서 고찰되고 치료중단을 범죄화하는 데 무리가 없다는 법조계의 법이론적 고찰에 대해, 대한의사협회를 비롯한 의료계는 '의료현실을 전혀 모르는 처사'라며 재판부를 강력히 비판하였고, 의사의 윤리와 의무만 규정되어 있을 뿐 경제적인 지원이나 현실적 대책은 크게 부족한 상황에서 이런 문제는 또 발생할 것이고, 이에 대해 사회도 제도적인 책임을 져야 한다고 반론하고 있다.

또한 의료계는 성명을 통하여 '이번 판결은 의식불명 환자 보호자의 입장을 존중한 의료진의 판단을 살인방조죄로 처벌한 사건'이라며, '의사가 보호자 및 법적 대리인 등의 의견을 존중할 수 있는 제도보완이 시급하다'고 주장하였다.

3) 의학적 충고에 반한 자의퇴원으로 보는 견해

그간 보라매병원사건에 대해 의료계가 현실적인 소극적 안락사의 문제로 가져가는 것에 대해 법조계에서는 법원의 판결에 대해 형법 이론에 충실한 문제로만 보아 왔다. 이렇듯 의료계와 법조계가 각기 현실과 이론에 입각하여 주장하였을 뿐, 서로의 견해 차이를 극복할 노력은 보이지 않았다. 그러한 가운데 법조계와 의료계의 서로의 입장과 주장에 대해 검토하기 시작한 견해들이 나타났다.

이러한 견해들은 보라매병원사건의 본질은 '소극적 안락사'가 아니며 '의학적 충고에 반한 자의퇴원(DAMA: discharge against medical advice)'으로서 환자가족의 퇴원요구에 굴복한 의사의 치료중단으로 인한 살인사건으로 보는 견해(하태영, 2007)이다.

이러한 견해는 큰 부분에 있어서는 '법이론에 충실한 견해'와 그 맥락을 같이한 것으로 볼 수 있으나, '법이론에 충실한 견해'에 비하여 의료계 측의 입장도 일부 이해하면서 절충하려는 견해이다. 이 글에서는 '법이론에 충실한 견해'와 '의학적 충고에 반한 자의퇴원으로 보는 견해'를 구분하여 논하고자 한다.

DAMA로 보는 견해는 '소극적 안락사'로 보는 견해와 생존 가능성 여부에 대해 견해를 달리하는 것으로서 소극적 안락사의 견해가 생존 가능성이 없는 의미 없는 치료로 보는 것에 대해 DAMA로 보는 견해는 생존 가능성이 있다고 전제하는 견해(김경화, 2002. 6; 범경철, 2003. 6; 이정원, 2004; 의료정책연구소, 2004; 강흥구·이상진·조경기, 2000; 하태영, 2004; 정효성, 2002; 이상돈, 2003; 김용욱, 2002)이다. 따라서 소극적 안락사와 의학적 충고에 반한 자의퇴원(DAMA)은 엄격히 구분되어야 한다.

나. 비판

1) 소극적 안락사로 보는 견해에 대한 비판

보라매병원사건은 소극적 안락사의 주관적, 객관적 요건을 모두 결하였다. 소극적 안락사는 환자가 회복 가능성이 없는 상태에서 극심한 고통을 겪는 것을 환자 스스로의 이익을 위하여 거부하고 차라리 죽음을 택하거나 그의 가족이나 대리인이 환자의 이익을 위하여 대신에 그러한 선택을 한 경우에 허용된다. 그러나 본 사건은 가족이 환자의 퇴원을 요구하기는 하였으나 그것은 환자 본인을 위한 것이 아니라 가족들을 학대한 환자 본인을 어느 정도 유기할 목적으로 이루어진 것으로 환자의 고통을 없애기 위한 것이 아니었다.

또한 객관적으로도 소극적 안락사는 환자의 회복 가능성에 대하여 책임 있는 의사들이 부정적인 결론이 내려진 상태에서 이루어져야 하는데, 본 사건에서는 환자가 이름을 부르면 스스로 눈을 뜨려고 하는 등 그 상태가 호전되어 계속적으로 치료를 받을 경우 환자가 회복할 가능성이 높은 상태였던 점을 참작하면 객관적 요건도 결하여, 보라매병원사건이 소극적 안락사에 제동을 건 것이라고 해석하는 것은 부당하다(최재천, 2003).

이처럼 보라매병원사건을 소극적 안락사의 문제로 보는 견해에 대해, 안락사의 문제는 촉탁살인, 자살방조 등 자살의 문제와 죽을 권리 등과 연결되지만, 보라매병원사건은 자살이나 죽을 권리가 아닌 의사의 치료의무 또는 치료중단 결정에 대한 문제를 다루고 있다는 점에서 소극적 안락사로 보는 견해에 동의하기 어렵다.

또한 소극적 안락사의 경우는 환자나 그 가족이 퇴원을 요구하는 경우 담당의사는 소극적 안락사 조건의 충족 여부를 검토하여, 타당한 경우 법원이나 윤리위원회의 판단을 거쳐 치료중단 여부를 결정하여야 하며, 이때 의사의 치료중단행위는 형법 제18조의 보증인적 의무가 소멸되어 무죄가 되거나, 형법 제20조 정당행위로서 위법성이 조각된다고 볼 수 있을 것이다(하태영, 2007).

하지만 보라매병원사건은 치료 불가능, 사기의 임박, 극심한 고통, 환자의 진지한 동의 등 소극적 안락사의 요건에 해당하지 않았기 때문에, 이를 소극적 안락사로 보는 것은 사건의 논점을 잘못 인식하였거나 지나치게 확대 해석한 경향이 있다는 비판을 받는다.

2) 법이론에 충실한 견해에 대한 비판

형법 등 법이론에 입각하여 사법부의 판결에 대해 형법이론을 적용하여 피고인들의 죄책을 논하는 견해에 대해 다음과 같은 비판이 제기된다.

우선 ⅰ) 처의 죄책인 '부작위에 의한 살인죄의 정범'에 대해서는 대부분 인정하여, 논의조차 잘 이루어지고 있지 않다는 점, ⅱ) 의사와 레지던트의 죄책에 대한 논의는 제1심에서부터 상고심까지 의사와 레지던트에 대한 판단은 늘 양자를 한 묶음으로 해서 동시에 하고 있다는 점, ⅲ) 항소심에서는 의사와 레지던트의 행위에 대해 작위로 보되, 정범의 고의를 부정하여 방조범으로 인정하고 있으나, 방조범에는 정범의 고의와 방조범의 고의라는 2중의 고의를 필요로 하여 정범의 고의가 없다면, 이미 방조범은 여지가 없는 것이라는 비판, ⅳ) 인턴이 무죄라는 것도 의문이고, 그러한 무죄인 인턴에 대해서도 처와 마찬가지로 별반 논의가 이루어지지 않았다는 점 등에 대해 비판이 제기되고 있다.[38]

또한 보라매병원사건은 구체적, 개별적 사례로 검토되어야 함에도

---

38) 인턴은 누구보다도 피해자의 사망이라는 결과에 대해 적극적이고도 많은 신체적 에너지를 투입한 자이다. 인턴이 무죄인 이유로, 의료행위를 보조하는 역할만 담당하였을 뿐이라는 점, 인공호흡기 제거 등의 행위는 퇴원조치에 따르는 일부과정이라는 점, 인턴은 퇴원결정에 관여한 바가 없는 점, 처가 회생 가능성이 있는 피해자의 인공호흡기를 제거하여 살해하려고 한다는 사정을 인식하였다고 보기 어려운 점을 들고 있다. 하지만 인턴에게 고의가 없다고 한 점은 의문이 아닐 수 없다.

인턴은 퇴원결정에 참여한 적도 없고, 사태가 어떻게 돌아가는지도 몰랐고, 처, 의사, 레지던트가 피해자를 퇴원시켜 살해하려고 한다는 사실을 몰랐기 때문에 사실에 대한 인식이 없었으므로 고의가 조각된다는 것이다. 하지만 사건 전체를 다 인식하는 것이 살인죄의 고의는 아니다. 살인죄의 고의는 자신이 사람을 살해하는 행위를 하고 있다는 자체에 대한 인식이다. 따라서 수동으로 작동하고 있는 인공호흡기를 부착하고 있을 정도의 위급한 환자일 경우에 그 인공호흡기를 제거하면 그 환자가 사망할 것이라는 점만 인식해도 이는 이미 살인죄의 고의는 있다고 봐야 한다(류화진, 2004: 151-180).

불구하고, 일반예방적, 객관적인 사례로 판단한 것은 법정책적인 의도가 깔려 있는 것으로 보는 비판이 있다. 즉 의사에게 일정한 진료의무를 부과하는 이유는 의사에 의한 의업 독점의 반사적 효과 또는 의사의 직업윤리 등의 이유를 들 수 있으나, 생명이나 건강이라고 하는 관련 법익의 중요성에 비추어 의료행위가 구명적 성격을 띠고 있기 때문에 특별한 정책상 인정된 의무라고 볼 수 있다.

또한 생명윤리에 충실한 종교인이나 생명윤리로부터 나오는 의사의 윤리적 의무를 아무런 여과 없이 법적 의무로 받아들이는 법률가의 입장에서는 임상현실이 어떠하든 간에 의료인의 생명경시적인 직업활동 방식을 살해행위로 서술하는 것이 규범적·상징적으로 의미가 있을 뿐만 아니라 정책적으로도 바람직한 일로 받아들인다(이상돈, 2003).

3) 소결

지금까지 살펴본 바와 같이, 보라매병원사건은 그간 의료계에서 주장된 삶과 죽음에 대한 철학적·종교적인 '소극적 안락사'에 대한 문제가 아니다. 이는 환자가 계속적으로 입원하여 치료받아야 함에도 불구하고 환자 또는 보호자의 요청에 의해 의사가 어쩔 수 없이 퇴원을 허락하는 소위 '의학적 충고에 반한 퇴원(DAMA)'인 것이다.

DAMA는 환자의 자기결정권과 의사의 환자생명보호의무가 충돌하는 것으로서, 이에 대해 우리 사회는 아직까지 법적·윤리적인 판단과 제도적 장치가 마련되어 있지 않다. 이러한 상황 속에서 지난 10년간 의료계는 '의사살인'이나 '소극적 안락사'의 문제로 보아 비판하였고, 법조계는 피고인들의 죄책이나 법원판결의 타당성에 대해서만 논의를 집중하였다. 또한 법조계의 법이론에 충실한 견해는 의료계의 현실을 도외시하고, 기대 가능성 등 책임조각에 대한 변호인의 주장을 간과한 측면이 있다.

의료계는 환자보호자의 퇴원요구를 만류하지 못하고 치료를 중단한 의사에게 살인죄나 살인방조죄 등을 적용하는 보라매병원사건에 대해 의료인의 입장에서는 관행화되어 온 의료행위의 하나로서 치료중단을 살해행위로 묘사한다는 것은 도저히 이해될 수 없는 것이었다(김용욱, 2002; 김중호·한성숙·엄영란·구인회·서철·홍석영, 2004; 박석건·정유석, 1999; 이상돈, 2002. 4. 11.).

이에 대해, 의료계는 동료의사의 처벌에 대해서만 격앙된 반응을 보였을 뿐, 의사나 의료계가 잘못한 부분에 대해 인정하거나 자성하는 모습은 보이지 않았다. 하지만 의료계도 자성해 볼 만한 것은 보라매병원사건과 같은 치료중단에 대한 기존의 관행이다.

이러한 의료계의 관행은 보라매병원사건 자체는 아니라 하더라도, 기존에 환자가족들에 의해 광범위하게 행해져 왔던 치료중단 중에는 결코 용납되어서는 안 될 치료중단 사례도 있었다는 것이다(유호종, '치료중단 지침을 둘러싼 우리 사회의 논란에 대한 법적, 윤리적 검토', 2002. 12.). 이런 치료중단에 대해 의사에게 우선적으로 책임을 묻는 것은 힘들어도 의료계도 반성할 점이 없지는 않다는 것이다.

이에 반하여, 의료의 임상현실이 어떠하든 간에 의료인의 생명 경시적인 직업활동 방식을 살해행위나 살인방조행위로 서술하는 것이 규범적·상징적으로 의미가 있을 뿐만 아니라 정책적으로도 바람직할 것이라고 법조계는 이야기한다. 본 사건에서 변호인은 '의사와 레지던트의 적법행위 기대 가능성[39]이 없어 책임이 조각된다'고 주장한 부분이 있다.

즉 피해자가 사망하였을 경우, 가족의 소란행위와 치료비의 부담이 문제 되며, 경우에 따라서는 형사처분까지 받을 수 있는 상황에서 치료를 계속한다는 것은 기대 가능성이 없어 책임이 조각된다고 주장되었으나, 이에 대해 1심법원에서는 향후 법적인 조치들을 통해 대응할 수 있는 것이어서 적법행위의 기대 가능성이 없다고 할 수도 없다고 부정하고 있다(류화진, 2004).

하지만 향후 법적인 조치들을 통해 대응할 수 있다는 전제하에 적법행위 기대 가능성이 있다고 한 것이므로, '향후 대응할 수 있는 법적인 조치들'이 어떠한 것이며, 만일 그러한 법적인 조치들이 없는 경우에는 적법행위 기대 가능성이 없다고 보아야 하므로 '향후 대응할 수 있는 법적인 조치'들이 무엇인지 등에 대한 논의가 없는 것 또한 비판받을 수 있다.

궁극적으로 보라매병원사건과 같은 불행한 사건이 발생하게 된 가장 근본적인 원인은 행위 당시에 의사들에게 이런 경우에 어떻게 대처할 수 있는지에 대한 행위규범이 알려져 있지 않아 어떻게 하는 것이 적법한 행위인지를 의사들이 몰랐다는 데 있다. 환자를 수술·치료한 의사가 '이 환자를 산소호흡기가 없는 집으로 퇴원시키는 것은 불법행위로서 살인죄에 해당된다'는 사실을 알고도 불법행위로 나아가는 퇴원을 허가하는 경우는 상상하기 어렵다.

또한 이와 아울러서 보라매병원사건에서 법원의 판단대로, 환자가 의식을 회복할 가능성이 더 컸다고 인정되거나 또는 환자의 상태를

---

39) 기대 가능성이란 행위의 당시에 있어서의 구체적 사정하에 있어서, 행위자에게 그 위법행위로 나아가지 않고 다른 적법행위를 할 수 있었을 것이라고 기대할 수 있는 것을 말한다. 그리고 책임요소로서의 '고의' 혹은 '과실'의 내용을 이루는 요건이라고 해석되며, 즉 기대 가능성이 없는 경우에는 '고의'도 '과실'도 인정되지 않기 때문에 범죄가 불성립하게 되는 것이다.

충분히 관찰하지 않고 입원 후 불과 36시간 만에 치료중단이 결정되었다는 점에서 의사의 치료의무 존재 또한 부정하기 어렵다고 보아야 한다(한정환, 2002).

결국 보라매병원사건은 환자의 가족이 병원비가 부담스러워 퇴원을 결정하였고, 병원 측은 응급환자에 준하는 증상임에도 불구하고 가족 측의 요구를 거절할 경우 훗날 병원비를 받지 못할 우려 때문에 환자가족의 의견에 따른 것으로서, 이는 피해자에 대해 치료할 의무가 있다는 사실은 인지하였으나, 경제적인 이유로 퇴원을 요구하는 환자가족의 요구에 어떻게 해야 하는지 잘 모르는 가운데 퇴원을 결정하여 피해자가 사망에 이르게 한 '퇴원결정'에 주목하여야 한다.

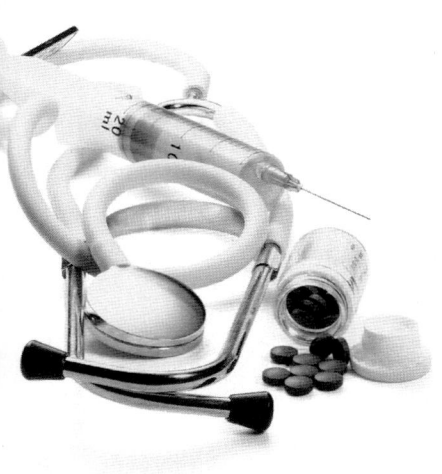

제4절
생명보호의무의 한계

현행 우리나라 헌법은 국가에 국민생명보호의무를 규정하고 있고, 국가는 이를 실현하기 위하여 의사에게 환자의 생명보호의무를 부여하고 있다. 하지만 의식불명의 응급환자 치료비에 대한 경제적 곤궁을 이유로 부담을 느끼는 보호자는 치료중단을 결정할 가능성이 높아 치료중단을 의사에게 요구할 것이다.

이에 국가는 의사에게 생명보호의무만 부여하였을 뿐 이를 의사가 거부할 여건을 마련해 주지 않아 가족의 치료중단 요구를 받아들일 수밖에 없다면, 의식불명의 환자는 적어도 치료비가 없음으로 인하여 사망하게 되는 것이다.

1. 생명보호의무와 자기결정권

보라매병원사건은 의사의 환자생명보호의무와 환자의 자기결정권과의 충돌이라 볼 수 있다. 이 중 의사의 치료의무 또는 환자의 생명유지의무의 한계 문제는 법적, 의학적, 종교적, 도덕적 문제영역에 걸쳐 있는 복잡한 문제로서 그동안 끊임없는 논란거리였다(하태훈, 2001). 이에 대해, 우리 사회는 아직까지 법적, 윤리적인 판단과 사회적, 제도적 장치를 마련하지 못하고 있다.

이러한 생명보호의무의 한계에 대해 제1심법원은 "의료행위 중지가 곧바로 환자의 사망이라는 중대한 결과를 초래하는 경우에 있어서는 의료행위의 중지, 즉 퇴원을 요구받은 의사로서는 환자의 생명을 보호하기 위하여 의료행위를 계속하여야 할 의무와 환자의 요구에 따라 환자를 퇴원시킬 의무와의 충돌이 일어나게 되는바, 그러한 의무의 충돌이 있는 경우 의사로서는 더 높은 가치인 환자의 생명을 보호할 의무가 우선[40] 하여 환자의 퇴원요구에도 불구하고 환자를 보호하여야 할 지위나 의무가 종료되지는 아니한다고 할 것이고, 이는 의료행위의 중지가 곧바로 환자의 사망이라는 결과를 초래하는 경우 부작위에 의한 살인이라는 결과에 이를 수 있고, 우리 형법이 일반적인 살인행위뿐만 아니라 촉탁, 승낙에 의한 살인행위와 자살을 방조하는 행위에 대해서도 처벌을 하고 있는 점에 비추어서도 그러하다."고 판시하여 생명을 보호하기 위하여 의료행위를 계속할 의무와 환자의 요구에 따라 환자를 퇴원시킬 의무가 충돌하는 경우 전자가 우선시된다는 입장을 취하고 있다(정웅석, 2003).

---

40) 의무의 충돌에 있어 작위의무와 부작위의무가 충돌하는 경우에 서로 우선순위가 다른 경우에는 행위자가 후순위를 희생시키고 선순위 의무를 이행한 경우에는 처벌받지 않고, 서로 순위가 같은 작위의무끼리 충돌하는 경우에는 자유선택에 따라 적어도 그중의 한 가지 의무를 이행하면 처벌받지 않는다(최우찬, 2007).

2. 생명보호의무와 가족결정권

보라매병원사건을 DAMA로 바라보는 견해의 대부분은 사건의 주요쟁점을 '의사의 환자생명보호의무'와 '환자의 자기결정권'과의 충돌로 보고 있다. 하지만 보라매병원사건에 있어 환자는 의식불명으로 자기가 스스로 결정을 한 적이 없고, 피해자의 처가 퇴원을 결정한 것만 있다. 따라서 환자가족의 결정을 환자의 결정과 동일시할 수 없는 한, 환자의 생명보호의무와 환자의 자기결정권과의 의무의 충돌로 보는 것은 무리가 있다.

환자가족의 결정권이 환자의 자기결정권에 기한다고 하더라도, 환자의 의사와 이익에 반하는 가족의 결정인 한에 있어서는 이들을 동일시할 수 없다고 판단된다. 따라서 이 사건에 있어 충돌하는 이익은 환자의 생명권과 환자의 자기결정권이 아니라, 환자의 생명권과 보호자의 결정권으로 보는 것이 타당하다고 생각된다(대한의사협회, 2008).

하나의 생명이 우주보다 값진 존재라고 하더라도 의식불명 환자 한 명의 생명을 유지시키기 위해 나머지 살아 있는 가족들의 생존이 위협된다면 이러한 경우 의사는 결정에 대한 딜레마에 빠질 수밖에 없게 된다.

법원은 의사는 비록 치료비를 받지 못하더라도 환자의 치료를 포기해서는 안 되고, 만약 환자 보호자의 퇴원요구에 동의하여 치료를 포기할 경우 형법상 살인방조범이 될 수 있다는 결론을 내리고 있다. 의사로서는 살인방조범이 되지 않기 위해 치료를 포기할 수도 없고, 그렇다고 치료비를 낼 수도 없는 보호자들을 대신하여 자신이 치료비를 부담하면서 환자를 계속 치료해 줄 수도 없는 곤란한 상황에 처하게 된다(전현희, 2004. 9.).

제3장

국가의 응급환자 생명보호책임과 역할

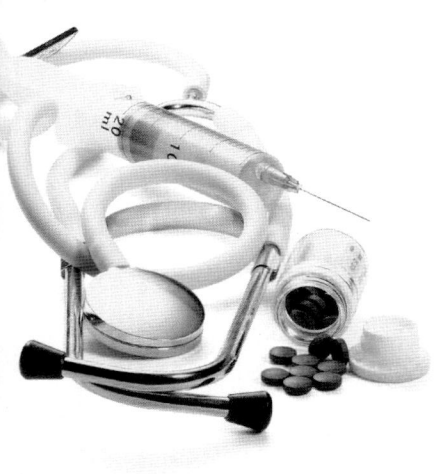

제1절
응급환자 생명보호책임

1. 의사의 생명보호책임과 기대 가능성

보라매병원사건 판례가 시사하는 중요한 것 중 하나는 의식이 없는 환자의 생명보호책임이 의사에게도 있다는 점을 법적으로 확인한 것이다. 즉 의식이 없는 응급환자의 경우라도 그 생명권은 보호되어야 하며, 이러한 생명보호의무는 환자의 보호자뿐만 아니라 환자를 치료하게 된 의사도 환자의 생명을 보호할 법적 의무가 있는 것이다 (전현희, 2004).

인간의 생명은 법익 중 최고의 가치를 가진 법익이고, 개인의 생활 감정이나 생활상의 이해와 관계없이, 또한 국가나 사회가 개인의 생명을 어떻게 평가하는가에 관계없이 보호되어야 하는 것이다. 따라서 경제적인 이유로 퇴원을 원하는 환자나 가족들을 위한 의료보험 및 공적부조 등의 제도적 정비가 충분하지 못하고 응급환자의 미지급치료비의 대불을 청구할 수 있는 응급의료기금이 현실화되어 있지 않는 등 의료인 개인에게 무한정한 책임만을 강조할 수는 없는 상태에서, 단순하게 의사의 보호의무가 우선한다고 하여 치료를 강제할 권한도 없는 의사들에게 무한정의 치료의무와 책임만을 강조하여 판단하는 것은 옳지 않다(정효성, 2002).

국가는 환자보호자나 그 가족들에게 경제적으로 극히 어려운 상황에 빠진다면 적어도 국가가 환자의 치료비를 재정적으로 충분히 뒷받침해 주지 않는 한 생존마저 위협받을 정도로 무한정 치료할 것을 강요할 수는 없다.

보라매병원사건에 있어서도 환자의 보호자가 퇴원을 주장한 주된 이유인 치료비부족을 국가가 직접 메워 주거나, 메울 수 있게 하는 의료체계가 기능하지 못한 책임을 왜 의사가 짊어져야 하는지에 대한 설득력 있는 근거를 국가가 제시하니 못하는 한, 그런 상황에서 감행된 치료중단에 대한 불법성 판단은 정당성을 창출하기 어렵다고 보아야 한다(이상돈, 2002. 4. 18.).

치료비 부담은 환자와 가족들이 치료중단 여부를 결정하는 데 있어, 치료비에 부담을 크게 느낄수록 치료중단을 요구하는 시점은 빨라질 것이다(김현집, 2002). 이렇듯 치료비는 환자와 그 가족에게 상당한 부담으로 작용하고 있으며, 치료비에 대한 경제적 부담은 치료중단이라는 결과로 나타날 수 있다.

이러한 치료중단 결정에 대해 적어도 책임윤리관점에서는 비난 가능성은 재검토되어야 한다. 보통 책임의 종류와 정도가 위법에 상응하게 결정된다고 하여도 책임판단은 행위자에 대한 비난이라는 점에서 행위에 대한 판단인 위법성과는 분명하게 구별된다(안동준, 2002).

이는 책임윤리의 관점에서는 어느 누구도 자신의 윤리적 판단이 가져올 결과에 대해 책임지지 않으면서, 그 판단을 타인에게 강요할 수는 없는 것이기 때문이다.

형법학에서는 Listz가 최초로 형식적 위법성과 실질적 위법성을 구별한 이래, 실질적 위법성의 개념이 통설적인 견해가 되었다. 실질적 위법성론은 행위가 형식적으로 법규범의 명령 혹은 금지에 위반되어도 실질적으로 위법하지 않는 한 적법하다는 것이다. 구체적 결론으로는 초법규적 위법성조각사유 내지 정당화 사유를 승인한다.

이와 같이 실질적 위법성론은 법의 해석 내지 흠결보충에 있어서 성문법 이상의 견지가 불가결하다는 점을 인정한 것이다. 따라서 개념법학 내지 단순한 법실증주의를 탈각하고 있다는 사실은 명백하다. 우리나라에서는 실질적 위법성에 기초를 둔 초법규적 정당화 사유의 전개에 상응하여 기대 가능성이 초법규적 책임조각사유로서 일반적으로 승인되고 있다(이용식, 2008).

현재 우리나라와 일본의 형법학계는 기대 불가능성을 일반적인 초법규적 면책사유로 보는 것이 지배적인 견해이다. 그러나 이에 대하여 기대 불가능성을 일반적인 초법규적 면책사유로 승인하는 것은 범죄인에게 무한정한 변명의 출구를 열어 주게 되어 형법의 일반예방적 효과가 약해질 뿐만 아니라 법관에게 자의적인 판단의 문호를 열어 주는 것이 되어 책임판단에서 법적 안정성이 심각하게 위협을 받는다는 견해가 있다.

독일과 오스트리아의 학설을 보면 기대 불가능성을 초법규적 면책사유로 보지 않고, 단지 특정한 개개의 사례에서 구체적인 사정에 따라 불법과 책임의 내용을 조정하는 규제적 원칙으로 이해하는 것이

통설이다.

이러한 책임윤리적 관점에서 볼 때에도 법원은 생존의 확실성이 밝혀지지 않은 환자에 대한 의사의 치료계속 여부를 결정함에 있어 환자보호자보다 더 적합한 판단주체가 될 수는 없고(이상돈, 2002. 4. 18.), 사랑하는 사람들의 삶에 대해 결정함에 있어 가족구성원들 역할의 변화를 고려하지 하지 않고 법원과 재판관이 결정을 내리는 데 대해 수긍받기는 어려울 것이다(Randall T. Shepard, 1994).

따라서 형법상 보호되어야 할 법익 중에 자신의 생명, 신체 등의 법익을 보존하기 위하여 제3자의 법익을 침해하는 경우의 긴급피난 행위는 위법한 행위지만 기대 가능성이 결여되어 책임이 조각된다는 긴급피난이론과도 같이, 위법하지만 적법행위에 대한 기대 가능성이 없는 경우에는 책임이 조각될 수 있다는 점도 고려되어야 한다(이인영, 2004; 하태훈, 2002).

2. 국가의 생명보호의무의 해태

우리나라는 선진국과 비교할 때 국가의 사회보장적 조치는 매우 부족한 실정이다. 더욱이 생명이 위급한 환자를 진료하는 공공의료적 성격이 강한 응급의료에 대한 국가지원은 전무하여, 응급의료를 국가에서 보호 육성하기 위한 제도적 장치 마련이 시급한 실정이다(2001년 당시, 김태홍, 2001).

1994년 1월 7일에는 응급의료에 관한 법률이 제정되면서 응급의료에 관한 기본사항과 응급의료기금의 설치로 응급의료체계가 갖추어졌으나, 응급의료서비스의 공급주체인 민간의료기관은 이윤동기가 약한 응급의료서비스에 대한 관심이 적고 이에 따라 응급의료서비스가 적기에 적정하게 이루어지지 않는 현상이 발생하였다(박영태, 2000).

이러한 현상은 오늘날 의료계의 관행과 사회 전반의 분위기와 무관하지 않고, 의료와 사회보장에 대한 제도의 부실과 미비가 이런 윤리적인 혼란을 더욱 조장한 측면이 있다고 한다(구영모·권복규·김옥주·황상익, 1999).

국가는 국민의 생명을 보호해야 하는 책임과 의무가 있고 인간의 생명은 개인이 임의로 처분할 수 없는 것으로서, 인간의 생명과 결부된 의료행위에 있어서도 이러한 원칙 자체는 포기될 수 없는 것이다.

치료비를 감당할 능력이 없었기 때문에 퇴원을 강행하고 환자의 인공호흡기를 떼어 낼 수밖에 없었던 피해자의 처는 남편을 죽였다는 살인죄의 판결을 받았다. 하지만 그 책임은 재력이 없으면 진료를 받을 수 없는 개인의 부담이 큰 현행 의료보험제도하에서는 환자의 생명보호의무는 보호자와 의사에게만 있는 것은 아닐 것이다.

국민의 생명, 특히 중환자에 대한 생명유지의무는 가족과 더불어 국가와 지자체에도 연대하여 있다(하태영, 2004). 나아가 생명이 절대적 법익이라면 응급환자에 대한 생명보호의무는 우선적으로 국가가 부담해야 하고(이정원, 2004), 응급환자는 치료비 부담능력을 불문하고 응급의료를 제공받을 권리가 있음이 확인된 이상, 환자와 의사가 알아서 하라는 식의 방치는 더 이상 안 된다(전현희, 2004. 9.).

따라서 법논리적 측면에서 합당하다 할지라도 경제적인 이유로 환자나 환자가족들이 강력히 퇴원을 요구하는 경우에 퇴원요구를 거부한 후 발생될 치료 결과에 대한 책임이나 향후 치료비의 부담에 대한 사회보장적 조치가 마련되지 않은 상태에서 사법부의 판단을 통해 의사 또는 병원 측에 이를 강요함은 국가의 사회국가의무를 해태하는 것이다.[41]

이처럼 보라매병원사건이 발생하게 된 근본적인 문제는 관련된 법과 제도상의 문제이며, 이에 대해 대책을 마련하지 못한 국가의 책임이 크다고 할 수 있다. 이는 국가의 책임을 강조함과 더불어서, 현행 의료에 관한 의사결정 시스템의 문제 개선 필요성을 나타내고 있다(심희기, 2004; 정웅석, 2003; 전현희, 2004. 9; 김경화, 2002. 6; 신현호, 2004; 류화진, 2004; 정유석, 2005).

3. 의료보장기능의 구조적 결함

보라매병원사건은 환자의 생명보호의무와 의학적 충고에 반한 퇴원요구 사이에 있어, 의사의 판단과 결정이 절차적으로 이루어지지 못한 결과라 할 수 있다.[42] 이렇듯 본 사건의 중심에는 경제적인 사유로 환자가족이 퇴원을 요구하는 경우 이에 응하는 의료계의 불법

---

41) 미국에서도 지불능력에 관계없이 모든 사람에게 응급의료가 제공되어야 한다고 강조하고 있다(Richardson LD, Hwang U, 2001).

42) 국제적인 의료윤리전문가들의 인터넷 토론(http://squre.umin.ac.jp/masashi/eglish.html)상에서 논의된 보라매병원사건에 대한 각국의 의료윤리학자들의 견해를 보면, ⅰ) 모든 국민은 개인의 지불능력과 무관하게 의료시술을 받을 수 있어야 하며, 본 사건의 책임은 의료제도와 정부에 있다(이스라엘). ⅱ) 가족의 결정이 환자의 이익에 반한 경우에는 의사는 가족의 결정에 따르지 말고, 법원과 같은 다른 기관에 판단을 넘겨야 할 의무가 있다(美-미시칸대학), ⅲ) 환자의 이익은 가족을 포함한 다른 사람들의 이해관계와 분리되어 판단되어야 하며, 본 사건은 사회와 국가의 책임과 의사의 부주의와 무책임도 비난의 대상이다(독일), ⅳ) 환자가족의 책임과 옳지 않은 보호자의 결정을 거절하지 않은 의사의 책임(케나다-토론토대학), ⅴ) 국가와 의료보험제도의 책임(일본) 등 대부분 치료비의 부담과 관련하여 의료제도에 책임이 있다는 견해가 많았다(정유석, 1999).

적인 관행과 환자의 자기결정권을 중요시하지 않거나, 환자의 의사무능력 상태에서 가족의 결정권이 환자의 자기결정권을 자연스레 대체해 버려 가족결정권의 한계를 잘 살펴보지 아니한 오류에서 사건의 문제점과 오류를 찾을 수 있다고 하겠다.

즉 보라매병원사건이 발생하게 된 가장 근본적인 원인은 행위 당시에 의사들에게 대처할 수 있는 행위규범이 알려져 있지 않았다는 것이다.

이런 상황에서 어떻게 하는 것이 적법하고 윤리적으로 타당한지 여부를 의사들이 몰랐다는 데에 있다(한정환, 2002). 이러한 한계상황의 문제는 비단 응급환자나 중환자실에서만 일어나는 문제는 아니다.

모든 영역의 의사가 일상적인 의료현실에서 직면하게 되는 문제인 것이다(하태훈, 2001). 이러한 한계상황에서 치료방법의 선택이나 치료행위의 계속 여부를 결정해야 하는 의료인 개인 판단의 적정성을 검증하거나 양심적 결단에 따른 합리적인 판단을 할 수 있도록 뒷받침하는 제도적 장치가 미비하고, 의료비용의 문제에 있어서도 경제적인 이유로 퇴원을 원하는 환자나 가족들을 위한 제도적 정비가 충분하지 못하여 의사나 환자 또는 가족 모두 부담이 되는 것은 사실이다.

따라서 보라매병원사건 발생의 근본적인 원인제공은 의료보장체계 또는 의료보장기능에 중대한 결함이 있고, 구조적 결함과 그 결함 속에서 형성되어 온 의료인의 정의 관념과 불법의식 등이 현실화된 영역에서 발생하였다는 점이 중요하다(이상돈, 2003). 이러한 중대한 결함은 사건이 발생한 지 10년이 지난 지금에까지도 치유되지 못하고, 현대사회에서는 복잡·심화되어 가고 있다고 할 수 있다. 이는 그간 본 사건에 대해 잘못 인식하였거나 그 심각성에 대해 간과하는 측면이 존재하였음을 나타내고 있는 것이라 볼 수 있다.

따라서 앞으로 제2, 제3의 보라매병원사건과 같은 불행한 사태를 막기 위해서는 치료중단을 결정함에 있어 의사, 환자의 보호자 등이 환자의 진정한 의사와 관계없이 개인적인 판단기준이나 생각에 따라 더 이상 생명의 연장이 의미 없고 가치 없는 것이라고 판단할 위험성이 배제되어야 하며, 또한 경제적인 이유로 치료중단을 하게 될 여지를 차단해야 할 것이고(김경화, 2002. 4.), 이를 위하여 응급의료체계와 사회보장 범위를 확대해 나아가야 한다.[43]

이와 아울러서 이제는 의식불명의 응급환자에 대한 치료중단이 현 우리 사회에서 존재하고 이를 의료계의 관행으로 둘 수 없는 현실을 인식하고 대책을 마련해야 한다. 이를 위해, 새로운 제도를 만들거나 사회문화적 배경이 다른 외국의 것을 들여오는 것은 차후에 하더라도, 우선 이미 만들어져 있는 제도를 보완·개선하는 것이 시급한 문제라 판단된다.

---

43) 한국의료법학회가 보라매병원사건의 대법원 판결이 선고 일주일 후 지난 2004. 7. 2. 발표한 성명서 내용.

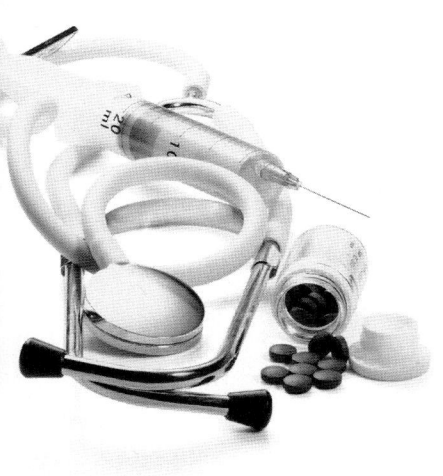

제2절
국가의 생명보호의무

1. 개념

인간이 국가를 만들고 각종 의무를 부담하는 이유 중 하나가 국가의 보호 아래서 생명을 유지할 수 있기 위해서이다. 자연 상태에서 우려되는 '만인에 대한 만인의 투쟁으로 인한 약육강식 상태'를 막고자 국가를 만들었다.

관념적 조직인 국가는 군인으로 하여금 외적으로부터 위협받는 생명을 보호하게 하고, 의사로 하여금 질병과 사고로부터 국민의 생명을 보호받을 수 있게 해 주고 있다. 국민이 국방의 의무와 노동의 의무 등을 수행하는 이유 또한 국가체계를 유지함으로써 자신과 가족의 생명권을 보호받을 수 있기 때문이다.

국민의 안전과 건강의 보호가 국가의 의무이자 국가가 보장하여야 할 의무이며, 국가는 헌법에 의해 인간의 존엄과 가치의 바탕이 되는 생명보호의무를 국민에 대해 부담한다. 국가를 통하여 이를 보장받는 것이 국민이 가지는 기본적 권리의 하나라 할 수 있다. 이러한 국민의 안전과 건강의 보호에 가장 기본적인 권리는 생명권이라 할 수 있고, 국가는 생명권의 중요성에 상응하여 생명권을 두텁게 보호할 책임을 지고 있다.

이러한 국가는 헌법에 의해 인간의 존엄과 가치의 바탕이 되는 생명보호의무를 국민에 대해 부담한다.

이처럼 국가의 1차적 의무이자 마지막 의무는 헌법에 명문규정을 두었는지 여부와 상관없이 국민의 생명을 보호하고 인간으로서의 존엄과 가치를 보장하는 데 있다.

헌법 제10조는 인간의 존엄과 가치를 규정하고 있는데, 이를 실현하기 위한 전제조건으로서 국민의 건강이 보장되지 않는다면 인간의 존엄과 가치가 실현되기 어렵고, 또한 그 외의 기본권들도 건강이 보호되지 않는다면 의미를 가질 수 없기 때문에 건강에 대한 권리는 헌법상 가장 우선적이며 전제적인 의미를 갖는다고 볼 수 있다.

가. 생명권

생명은 인간의 육체적 존재형태로서 생존을 말한다. 언제부터 생명으로 볼 것인가는 원칙적으로 생물학적 판단에 따라야 한다. 생명의 개념을 이처럼 생물학적으로 이해하는 경우 생명에 대한 규범적 평가는 허용되지 않는다(장영수, 2008).

그러나 생명이 하나의 법익으로 보호받기 위해서는 생명의 개념을 법적 개념으로 확정하지 않으면 아니 된다. 물론 법적 개념 정의 시

생물학적 생명의 개념을 무시하는 개념의 확정은 있을 수 없다. 다만 헌법은 생명권을 보다 더 보호하기 위하여 생명의 개념을 포괄적으로 규정하여야 한다(계희열, 1995).

독일과 달리 '생명권'에 관해서는 우리 헌법에 명문의 규정이 없지만, 생명권을 현행 헌법상 기본권으로 인정하는 데는 이견이 없다고 할 수 있다. 다른 기본권은 생명을 전제로 존재하는 것이고, 생명이 없다면 다른 기본권도 의미가 없으므로 생명권은 헌법상 규정 여부가 중요하진 않다 할 것이다. 이처럼 '생명권'은 '신체적 완전성' 및 '신체활동의 임의성'을 보장하는 '신체의 자유'의 당연한 전제일 뿐 아니라, '인간의 존엄성'을 그 가치적인 핵으로 하는 우리나라 기본권질서의 논리적인 기초이다.

인간의 생명과 유리된 인간의 존엄성을 생각할 수 없는 것처럼, 생명이 없는 인간의 자유와 권리도 생각할 수 없기 때문에, 인간의 존엄성이 기본권적 가치질서의 핵심으로 보장되고 이 인간의 존엄성을 실현하기 위한 여러 가지의 기본권이 보장되는 헌법질서 내에서 생명권은 명문규정의 유무에 관계없이 당연한 헌법상의 권리로 인정된다 할 것이다(허영, 2008).

나. 건강권

지난날에는 건강(Health)이란, '질병이 없고 허약하지 않은 상태'라는 병리적인 견지에서의 개념으로 인식되었다. 그러나 오늘날에는 건강을 환경과 대응한 생태학적 개념인 건강과 질병을 연속선상에서 파악하려는 개념으로 변천하여 왔다.

현대 건강관리에 기초가 되는 건강의 정의는 Halbert L. Dunn이 1959년에 제시한 건강·불건강의 연속선(Health−illness continuum) 개념이라 할 수 있다. 즉 건강과 불건강은 유동적으로 변화하는 상태이기 때문에 인간의 건강상태는 최고의 건강(peak wellness)에서 죽음 직전의 최저의 건강(estreme poor health)까지의 연속선상에서 변화하는 것이다.

이러한 건강의 개념에 대해 1948년 세계보건기구(World Health Organization: WHO) 헌장에서 정의된 것을 보면, '건강이란 단순히 질병이 없는 상태가 아니라 완전한 신체적·정신적·사회적 안녕'이라 정의하고 있다. 이러한 세계보건기구의 건강에 대한 정의는 시대별로 점차 확대되어 가는 경향을 보이고 있다.

먼저 WHO는 앞서 살펴본 1948년 정의를 내린 이후, 1957년에는 건강에 대해 '유전적으로나 환경적으로 주어진 조건하에서 적절한 생체기능을 나타내고 있는 상태'라고 하였다. 더 나아가 1998년 1월 23일에 이르러서는 스위스 제네바에서 세계보건기구가 기존의 건강 개념에 대해 영적인 개념을 포함하여 건강에 대한 정의를 다시 내렸다.

세계보건기구 이사회는 완전한 신체적·정신적·사회적 안녕을 건강이라 정의했던 것에서 '영적' 안녕도 포함시켰다. 따라서 건강의 개념은 이제 단순한 개인적 차원의 신체적, 정신적 건강에서 영적인 개념을 포함한 넓은 의미를 나타내는 것으로 확대되었다고 볼 수 있다.[44]

하지만 세계보건기구에 의하여 1948년에 마련된 건강의 정의는 건강에 대한 비교적 체계적인 정의라고 볼 수 있으나, 권리와 의무의

---

44) 그 후 1998년 세계보건기구 집행이사회에서는 건강의 정의에 '영적' 안녕을 추가하기로 하였으나, 1999년 총회에서 의결되지 않아 1948년 규정된 정의가 계속 사용되었다(김윤신 외, 2007).

발생을 전제로 하는 법적 개념으로 채용하기에는 추상적이고 포괄적이라 할 수 있다. 이러한 건강의 개념에 대해 유엔(United Nations)은 하나의 권리의 개념으로 보아 정의하기에 이른다.

유엔은 건강권의 개념에 대해 "도달 가능한 최고 수준의 신체적, 정신적 건강을 향유할 권리(사회권 규약 제12조)"로 정의하고 있다. 또한 1948년 12월 10일 유엔총회 결의 217 A(Ⅲ)에 따라 채택되어 선포된 세계인권선언문(The Universal Declaration of Human Rights) 제3조에서는 "모든 사람은 생명권과 신체의 자유와 안전에 대한 권리를 가진다."고 하고 있고, 제25조 1에서는 "모든 사람은 의식주, 의료 및 필요한 사회복지를 포함하여 자신과 가족의 건강과 안녕에 적합한 생활수준을 누릴 권리와 실업, 질병, 장애, 배우자 사망, 노령 또는 불가항력의 상황으로 인한 생계 결핍의 경우에 보장받을 권리를 가진다."라고 규정하고 있다.[45]

또한 1978년 알마타 선언(Declaration of Alma－Ata)에서는 "모든 이들에게 건강을"이라는 구호를 채택하여, 건강을 권리의 개념으로 보는 데 그치지 않고 정의에 입각한 평등권의 대상으로 보기 시작하였다.

이러한 건강에서의 형평성(equity) 이슈는 보건의료 영역을 넘어서 광범위한 사회적 논의를 촉발시켰는데, 건강에서의 형평성(equity in health)이란 사회적, 경제적, 인구학적, 혹은 지역적으로 구분된 인구집단 사이에 구조적이고 교정 가능한 차이가 없다는 것을 의미한다.[46]

---

45) The Universal Declaration of Human Rights Article 25 1. Everyone has the right to life, liberty and security of person/Article 25 Everyone has the right to a standard of living adequate for the health and well－being of himself and of his family, including food, clothing, housing and medical care and necessary social services, and the right to security in the event of unemployment, sickness, disability, widowhood, old age or other lack of livelihood in circumstances beyond his control.; http://www.unhchr.ch/udhr/lang/eng.htm.

이는 보건의료 서비스에 대한 권리에 한정된 것이 아니며 사람들이 건강한 삶을 영위할 수 있는 환경을 증진시키는 광범위한 사회경제적 요인들을 포괄하는 의미로 파악하며, 우리나라 국내법 또한 건강권을 국가로부터 건강을 보호받을 수 있는 광범위한 권리로 정의하고 있다(국가인권위원회, 2004).

이렇듯 건강의 개념을 정의하는 것은 건강에 대해 일반적으로 통용될 수 있도록 함과 동시에 나아가 국가의 국민건강보호의무가 실현될 수 있도록 하기 위함이다(김경수, 2002).

다. 보건권

보건이란 생명과 건강을 지키고 유지하는 일을 의미한다. 종래 개인의 건강을 지키고 또 건강에 대한 침해가 있을 경우에 이를 회복시키는 것은 당사자의 사적 과제로 인식되는 것이 일반적이었고, 이를 국가의 과제로 인식한 경우는 많지 않았다. 국가가 시혜적 차원에서 빈민구휼제도를 두거나 가난한 병자에 대한 치료시설을 운영한 예들은 있었지만, 그것이 국가의 법적 의무로 인식되지는 않았던 것이다.

이러한 보건에 관한 보호가 국가의 법적 과제로 인식된 것은 사회국가원리의 도입 내지 사회적 기본권의 대두를 통해서이며, 이를 최초로 명문화한 것은 바이마르 헌법 제119조 제2항에서 "가족의 순결과 건강은 유지되어야 하며, 국가와 공공단체는 이를 지원하여야 한다."고 규정한 것이다.

---

46) International Conference on Primary Health Care, Alma-Ata, USSR, 6-12 September 1978; http://healthycity.seoul.go.kr/down/almata.pdf.

이후 보건의 권리는 국가의 사회적 과제에 대한 인식의 보편화와 더불어 세계 각국의 헌법으로 확산되었으며, 우리 헌법도 제헌헌법 제20조에서 규정된 이래 현행 헌법에 이르기까지 보건의 권리를 기본권으로 보장하고 있다(장영수, 2008).

2. 생명권의 법적 근거

가. 헌법상의 근거

국가의 가장 기본적인 의무는 헌법상에 규정되었는지 여부를 떠나 국민의 생명을 보호하고 인간으로서의 존엄과 가치[47]를 보장하는 데 있다. 우리 헌법은 생명권에 관한 명문규정을 두고 있지는 않지만 헌법상 인정되는 기본권으로 보아야 한다는 데 대해서는 이견이 없다(신현호, 2005).

그러나 구체적으로 생명권의 근거를 어디에서 찾을 것인가는 그 견해가 나뉜다. 헌법 제10조(인간의 존엄성)에서 찾는 견해, 헌법 제10조와 제12조 제1항(신체의 자유)에서 찾는 견해, 제10조와 제12조 제1항 및 제37조 제1항(헌법에 열거되지 아니한 기본권) 모두에서 찾는 견해, 제10조와 제37조 제1항에서 찾는 견해, 제37조 제1항에서 찾는 견해 등이 있고(권영성, 2007) 헌법 제10조가 인간의 가치에 관하

---

47) '인간의 존엄'이라는 개념은 칸트에 의하여 비로소 철학적으로 근거를 가지게 되었으며, 그러한 인간의 존엄성의 근거는 인간의 자율성에서 찾을 수 있다. 인간은 자기 운명을 스스로 결정하고 수행하는 자율적 존재라는 점에서 다른 존재와 구별된다고 한다(김창엽, 2001).

여 규정하고 있으므로 인간으로서의 생존적 가치가 인정되어야 한다는 견해(김철수, 2007), 또는 생명권은 우리 헌법상 명문규정은 없지만, 생명권은 신체 자유의 당연한 전제일 뿐 아니라 '인간의 존엄성'을 그 가치적인 핵으로 하는 우리나라 기본권질서의 논리적인 기초라는 견해도 있다(허영, 2008).

이처럼 현행 헌법상 건강권의 근거규정이 무엇인가에 대해서는 논란이 있으나, 건강권은 생명권과 인간존엄권의 기본 전제임과 동시에 가치의 핵심이므로 명문규정에 상관없이 인정된다 할 것이다.

아울러서 현행 헌법상 인간의 존엄과 가치를 규정한 제10조, 인간다운 생활을 할 권리에 대하여 규정한 제34조 제1항, 국민의 자유와 권리가 헌법에 열거되지 아니한 이유로 경시되지 아니함을 규정한 제37조 제1항 및 환경권에 관하여 규정한 제35조, 보건에 관한 권리에 대하여 규정한 제36조 제3항 등 또한 건강권과 관련하여 규정한 근거조항으로 보아야 할 것이다.

우리나라 헌법재판소는 인간의 생명은 고귀하고 이 세상에서 무엇과도 바꿀 수 없는 존엄한 인간존재의 근원이라 하면서, 이러한 생명에 대한 권리는 비록 헌법에 명문의 규정이 없다 하더라도 헌법에 규정된 모든 기본권의 전제로서 기능하는 기본권 중의 기본권이라 정의하고 있다.[48]

이는 인간생존의 가장 기초가 되는 '생명에 관한 권리'를 부인하면서 '인간의 존엄성'을 논할 수 없고, 생명권이 인정되지 않는 경우에는 신체의 자유를 비롯한 기타의 기본권 보장은 실질적으로 무의미

---

48) 헌재 1996. 11. 28. 95헌바1.

해지기 때문이라 하여, 인간의 존엄과 가치에 대한 보호는 인간을 전체적으로 보호할 것을 의미한다고 하고 있다.

이에 열거된 기본권은 물론이고, 열거되지 않은 모든 개별기본권은 인간존엄성의 보호에 중점을 두고 있다. 인간의 존엄성은 전체 기본권 보장에 있어서 궁극적인 목적이 되는 것이다. 이런 의미에서 모든 개별기본권은 인간존엄성의 보호에 지향되어 있고, 만약 어떤 기본권이 보호되어야 하는 최소한의 영역마저도 침해되는 경우 인간의 존엄성이 침해되었다고 할 수 있다.

또한 헌법재판소는 "헌법 제10조는 인간의 존엄과 가치에 대한 국가의 보장의무를 규정하고 있는데, 사람의 신체와 생명은 인간의 존엄과 가치권의 근본이므로 사람의 생명이나 신체에 위해를 발생케 할 우려가 있는 의료행위에 대한 규제는 바로 인간의 존엄과 가치를 보장해야 하는 국가의 헌법적 의무라고도 할 수 있다."고 하여 인간으로서의 존엄과 가치를 보장하고, 국민의 생명권, 건강권, 보건권 및 그 신체활동의 자유 등 전체 국민의 보건을 책임지는 것은 국가의 의무라고 명시한 바 있다.[49]

또한 우리 헌법 제36조 제3항을 통해서 건강권을 인정하여 국민의 건강을 보호할 의무를 국가에 부여하고 있다(김경수, 2002). 결국, 헌법재판소는 헌법상의 근거를 명확히 밝히지는 않았으나, 생명권은 헌법상 열거되거나 규정되는 것과 상관없이 명백한 헌법상의 기본권임을 확인하고 있다고 볼 수 있다.

---

49) 헌재 1996. 10. 31. 선고 94헌가7.

나. 보장수준과 범위

생명은 건강에 대해 본질적이고 근원적이며 최소한의 개념이라 할 수 있다. 또한 건강은 생명에 대해 구체적이며, 실현되고 실질적이라 할 수 있을 것이다. 이러한 생명과 건강에 대해 보건은 이들을 실현하고 지키고 증진시키는 하나의 수단적, 방법적 개념이라 할 수 있겠다.

따라서 이들을 권리의 개념으로 보아 생명권, 건강권, 보건권이라는 명칭은 각기 의미하는 바의 차이는 존재할 수 있으나, 이러한 권리의 성격을 국민이 국가에 대해 적극적으로 요구할 수 있는 성격으로 볼 때는 건강권으로 하여도 크게 그르지 않다고 하겠다.

건강에 대한 권리는 국민이 자신의 건강과 관련하여 국가의 침해로부터 보호받을 수 있는 권리로서 방어적 권리의 성격을 가짐과 동시에, 국가가 국민의 보건에 관한 권리를 제대로 보호하지 않는다면, 이에 대해 적극적으로 보호해 줄 것을 요구할 수 있는 적극적인 권리로서의 성격도 지니고 있다고 보아야 한다.

이에 국민은 스스로 구성한 대의기관을 통하여 제정된 법률의 규정에 따라 국민건강의 보호·유지 및 회복을 위한 국가의 조치에 소요되는 비용을 조세, 사회보험료 또는 이용자 부담금의 형태로 비용을 부담할 의무를 지는 것이다.

이러한 관점에서 건강권의 내용은 우선 정부의 구성에 있어서 국민의 건강을 보호할 국가기관의 설립을 요구하고, 정부의 건강보호정책 형성에 참여하여 자기의 의지를 정책에 반영할 수 있는 주관적 권리이며, 자기의 건강에 대한 침해를 예방하고, 건강침해의 배제를 요구할 소극적 자유권적 기본권이며, 또한 국가 또는 공공단체에 대하여 건강의 회복과 재활에 필요한 소극적 급부를 보장할 수 있는 장치를 갖추어 줄 것을 요구할 수 있는 적극적 생존권적 기본권이라 볼 수 있다.

건강권이 건강유지에 관련된 모든 조치를 국가 등 공동체에 대하여 요구할 수 있는 것 또한 아니다. 국민이 기본권으로서 건강권에 대해 국가에 요구할 수 있고, 국가는 국민에게 보장해 주어야 하는 건강권의 보장 범위와 수준에 대한 기준이 필요하다 할 것이다.

생명권은 헌법상 보호되는 권리이며, 기본권제한에 관한 일반적 법률유보규정인 헌법 제37조 제2항에 의해서도 그 본질이 박탈될 수 없다. 하지만 생명은 단순히 순수한 개인적 법익으로 아무런 간섭 없이 각자가 마음대로 처분할 수 있는 권리가 아니며, 사회적 내지 국가적 이해관계가 큰 법익이기 때문에 일정한 제약을 받는다(신현호, 2005).

즉 인간의 생명은 일면 개인에게 속한 것이지만, 사회나 국가의 이해관계가 밀접하게 결합되어 있음을 부인할 수는 없다는 것이다(유선경, 2001).

따라서 무조건적인 생명보호가 오히려 인간의 존엄과 가치를 해하게 된다면 생명권을 근거로 한 국가의 생명보호의무는 제한을 받아야 하므로, 생명에 대한 자기결정권과 관련되어 있는 의사의 환자치료의무는 무조건적이고 절대적인 것이라 판단할 수 없다.

그렇지만 건강권에 기한 국가 등에 대한 요구는 모든 국민의 인간으로서의 존엄과 가치를 존중하고 모든 국민에게 인간다운 생활을 할 권리를 보장하기 위하여 필수적으로 요구되는 수준까지의 건강권 보장은 국가의 경제규모나 재정능력 또는 국민일반의 부담능력의 범위 내에서는 법률이나 예산에 좌우되는 것도 아니다.

즉 필수적으로 요구되는 수준까지의 건강권 보장은 필요한 제도상 및 예산상 조치를 강구하여야 할 의무를 국가가 부담하는 것이지만, 그 이상을 넘는 복지정책적 차원의 보장은 국민적 합의에 근거한 국가의 정책결정에 영향을 받을 수 있는 것이라고 보아야 한다. 즉 국가가 국민을 위한 건강권 보장에도 필수적인 보장과 복지정책적인 보장을 구분하여 보장한다는 것이다.

하지만 그 구분이 되는 기준인 보호수준에 있어서는 독일연방의사회의 정의와 같이 '일정한 한도를 넘지 않는 장해를 가지면서도 생활해 나가는 능력의 보호'를 그 개념적 요소로 한다.

다만 그 수준을 나타내는 우리 헌법해석상의 구체적인 척도로서는 '소극적 건강권'은 그 침해가 있기 바로 전에 그가 누리고 있던 수준까지를 그 보호수준으로 하고, '생존권적 건강보호의무'는 그것이 유래하는 헌법상 근거라고 볼 수 있는 제10조에 규정된 '인간의 존엄과 가치'가 존중되는 수준과 적극적 건강보호의무의 직접적 근거조항이라고 볼 수 있는 제34조 제1항에 규정된 '인간다운 생활'이 보장되는 수준, 즉 그 권리주체인 국민으로 하여금 최소한의 정상적 생활을 가능하게 하는 수준까지를 그 최소한의 보호수준으로 확보하여야 한다 (김경수, 2002).

3. 국민건강보호 의무의 실현

가. 의무의 태양(態樣)

국가는 사회를 그 바탕으로 해서 사회를 구성하는 모든 사람의 능력과 개선이 최대한 발휘될 수 있는 정의로운 사회질서와 사회평화를 확립하고 보장하기 위한 사회의 조직된 활동단위이다. 따라서 국가에는 시대의 변천과 역사의 발전에 따라 그때마다 새롭게 형성되는 일정한 가치관에 입각해서 사회구성원의 개성신장과 사회통합을 촉진시킬 수 있는 규범적 틀과 정치적 추진력이 반드시 필요하게 된다(허영, 2008).

국민의 안전과 건강의 보호가 국가의 의무이자 국가가 보장하여야 할 의무이며, 국가를 통하여 이를 보장받는 것이 국민이 가지는 기본적 권리의 하나라 할 수 있고, 이러한 국민의 안전과 건강의 보호에 가장 기본적인 권리는 생명권이라 할 수 있다. 따라서 국가는 생명권의 중요성에 상응하여 생명권을 두텁게 보호할 책임을 지고 있다. 이러한 생명권 보호에 관한 국가의 과제는 이런 맥락에서 크게 세 가지로 나누어 볼 수 있다.

첫째, 국가에 의한 생명침해 금지이다. 국가 자신이 생명권을 불법적으로 침해하여서는 안 된다는 것이다. 우리나라의 경우 현행 형법과 군형법에서 사형제도 자체가 금지되고 있지 않기 때문에 생명권 제한이 전면적으로 배제되는 것은 아니지만, 국가권력에 의한 생명권의 제한은 매우 엄격한 요건하에서만 가능하도록 하고 있다. 이처럼 국가에 의한 국민생명 침해금지는 국민생명보호에 대한 국가의 과제이다.

둘째, 사인 간의 생명침해 억제는 국가의 국민에 대한 생명보호의무는 국가 스스로에 의한 생명권의 침해뿐만 아니라 사인 간에 의한 생명권의 침해도 억제하여야 한다는 국가 생명보호 유형의 하나로 볼 수 있다. 국가는 이를 위하여 각종 형벌제도 등을 통해 국민의 생명권을 보호하고 있다.

셋째, 각종 위협으로부터의 보호라 할 수 있다. 국가는 국가 자신의 생명침해금지와 국민 사인 간의 생명침해를 억제하여야 하는 생명보호과제 이외에도 각종 질병이나 사고 등에 의한 생명의 위협으로부터 국민의 생명을 보호하는 것도 필요하다. 국가는 이를 위하여 각종 보건의료제도, 산업안전제도 등을 마련하고 있다(장영수, 2008).

나. 건강권 보장에 대한 헌법적 수단

국가가 국민의 생명과 건강보호 의무를 수행하기 위한 수단으로 활용될 수 있을 것으로 판단되는 헌법학상의 개념으로는, 기본권보장에 의한 방법 이외에도 국가목적규정, 사회국가원리, 국가의 의무설정 방법 등을 들 수 있다.

먼저, 국가목적규정에 의한 보호를 살펴보면, 국가목적규정은 법적 구속력을 가진 헌법규범으로서 국가가 활동하는 데 있어서 계속적으로 준수하고 특정의 과제를 이행하도록 명령하는 규정을 말한다(계희열, 1995). 이러한 국가목적규정은 헌법을 형성하고 국가정책의 방향을 제시해 주는 헌법원리들을 통일적으로 설명하기 위한 것으로서, 개별적으로 국민에게 주관적 권리를 부여하는 기본권과는 구별된다(성낙인, 1995).

이러한 이유로, 우리 헌법에 산재하고 있는 건강보호에 관한 사항은 국가적 과제의 형태로 표현하고 있어서 이것이 기본권의 한 유형인지 국가의 의무사항에 해당하는 것인지가 불분명하다고 할 수 있다.

그다음으로 사회국가원리에 의한 보호는 국민 스스로가 자율적으로 생활할 수 있는 환경을 조성함으로써 실질적인 자유와 평등 보장을 주 내용으로 하고 있다. 이러한 사회국가의 이념이 헌법상 원리로 수용되거나 사회적 기본권으로 구체화되면서, 국가는 건강보호에 관한 배려의무를 부담하게 되었고, 국민은 국가에 대해 건강에 대한 국가의 보호조치를 요구할 수 있게 되었다.

이로써 사회국가원리는 과거 시혜적 성격에 지나지 않았던 국가적 건강보호 과제를 헌법적 보장의 내용으로 끌어올리는 데 크게 기여하였다고 할 수 있다(김경수, 2002).

끝으로 국가의 의무설정 또는 기본권에 의한 보호를 보면, 국민이 국가에 대하여 가지는 특정한 이익이 헌법상의 기본권으로 인정되는 경우, 입법부, 행정부 및 사법부는 이를 실질적으로 보장하도록 하여야 한다. 즉 입법부의 경우는 이를 보장하기 위한 실질적, 절차적 시스템 구축을 위한 입법의무부담과 이를 뒷받침하기 위한 예산 등의 재정적 부담도 뒤따르게 된다.

행정부는 국회에서 마련된 법률의 범위 내에서 최대한으로 보장하기 위한 행정명령을 제정하며, 구체적인 시행계획을 수립, 시행, 개선하여야 한다. 또한 사법부의 경우는 행정부의 집행이 법적 기준에 위반하여 국민의 권익을 침해하고 있다고 인정된 때에는 이를 시정하도록 하는 내용의 재판을 하는 등의 의무를 부담하게 된다(김경수, 2002).

다. 현행법을 통한 의무의 실현

우리 현행법을 통하여 구체화되고 있는 건강보호 관련 규정들은 우선 국민건강의 예방적 보호체계·의료체계 구축을 통한 건강보호, 사회보장을 통한 건강보장 등으로 나누어 볼 수 있다.[50]

국민건강의 예방적 보호체계는 보건·위생상의 건강보호, 근로현장과 교육시설에서의 건강보호, 재난으로부터의 건강보호, 환경공해로부터의 건강보호 등으로 분류해 볼 수 있다.

우선 ⅰ) 보건·위생상의 건강보호는 식품의 안전성 확보, 전염병의 예방, 취약계층의 보건위생, 공중위생의 보호 등으로 구성되고, ⅱ) 근로현장과 교육시설에서의 건강보호는 노동력의 마모방지, 산업안전의 확보, 교육현장에서의 건강보호 등으로 이루어진다. 또한 ⅲ) 재난으로부터의 건강보호는 재해의 예방과 재난으로부터의 구조로 나뉘고, 끝으로 ⅳ) 환경공해로부터의 건강보호 등의 네 가지로 대별할 수 있다.

의료체계 구축을 통한 건강보호는 우선 보건의료기본법과 의료인력·자원의 육성 및 관리, 의약품의 원활한 조달과 약품의 오남용 방지 및 보건의료 과학기술 연구발전의 진흥 등으로 나눌 수 있다. 또한 사회보장을 통한 건강보장은 먼저 사회보장기본법, 사회보험으로서의 건강보장, 공공부조로서의 건강보장 및 사회보장으로서의 건강보장 등으로 분류할 수 있다(김경수, 2002).

사회보장 혹은 사회보험은 20세기 들어 자본주의적 경제질서의 폐해로 말미암아 헌법상의 원리로 등장하게 된 복지국가 혹은 사회국가 이념에 따라 인정된 국가의 사회복지증진의무의 내용이라고 할 수 있다. 헌법 제34조 제2항도 "국가는 사회보장, 사회복지의 증진을

---

50) 현행 우리나라 보건의료법규체계는 헌법과 보건의료기본법을 중심으로 볼 때, 보건의료체계의 관리에 관한 법률, 국가의 공공보건의료행정에 관한 법률, 특정인구집단의 건강관리에 관한 법률, 특정질환관리에 관한 법률, 보건의료의 재원조달에 관한 법률 등으로 구분해 볼 수도 있다. 우선 ⅰ) 보건의료체계의 관리에 관한 법률 – 의료법, 응급의료에 관한 법률, 혈액관리법 등, ⅱ) 국가의 공공보건의료행정에 관한 법률 – 지역보건법, 공공의료에 관한 법률 등, ⅲ) 특정인구집단의 건강관리에 관한 법률 – 모자보건법, 국민건강증진법 등, ⅳ) 특정질환관리에 관한 법률 – 전염병예방법, 결핵예방법, 후천성면역결핍증 등, ⅴ) 보건의료의 재원조달에 관한 법률 – 국민건강보험법, 의료급여법 등이 있다(유호종·손명세·이경환, 2002).

위하여 노력할 의무를 진다."고 규정하여, 이와 같은 사회국가이념을
정면으로 도입하고 있다.

라. 소결

국민의 생명과 건강을 보호하는 것은 국가 본래의 의무이며, 국가는
이러한 의무를 실현하기 위하여 노력하여야 한다. 다만 국가는 국민건
강보호를 위해 제도를 마련하거나 현행법을 통하여 구체화되고 있는
건강보호 관련 규정들을 제정하는 것으로 그 의무를 다하는 것이 아니
다. 국가는 이러한 규정들을 실현시키기 위해 노력하여야 한다.

현행 법령상 규정된 국민의 건강보호 규정들은 국가에 의해 총체
적인 계획수립과 이를 직접적으로 시행하기 위한 시행계획이 수립되
어야 하며, 이를 집행하기 위한 관련 예산 마련, 인적 자원과 물적 설
비를 갖추어야 할 것이다. 이렇듯 국가는 실질적으로 국민의 건강이
보호되어 건강권 보장이 이루어질 수 있도록 하여야 한다.

이를 위하여 마련된 제도와 시스템을 국민이 이용함으로써 건강권
을 보장받을 수 있도록 적극 홍보하여야 할 것이다. 나아가 시행과정
에서 나타나는 문제점을 찾아내기 위하여 모니터링을 지속적으로 실
시하여야 하며, 발견된 불합리한 사항에 대해서는 그 원인을 분석하
고 시정·개선하는 피드백을 끊임없이 전개해 나아가야 할 것이다.

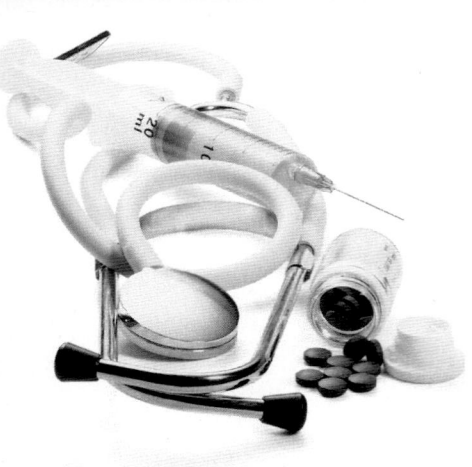

제3절
국내외 응급의료 현황

1. 건강권 보장을 위한 예산 규모

우리나라의 의료보장의 틀은 국가의 일반재정이 아닌 가입자의 보험료에 의해 재원을 조달하는 사회보험방식(National Health Insurance: NHI)과 자력으로 생계를 영위할 수 없는 저소득층에 국가재정으로 지원하는 의료급여로 구성되어 있다.

따라서 우리나라의 의료보장제도는 1차적으로는 국민의 보험료에 의해 재원을 조달하고 국가는 2차적인 지원과 후견적 지도기능을 수행, 관리하는 방식이라 할 수 있다(전현희, 2004. 7.). 우리나라 국가 총예산은 2005년도의 경우 약 130조억 원에 이르고 있다. 우리나라 국가 총예산 중 보건복지부 예산과 보건복지부 예산 중 건강보험 및 의료급여 분야 예산[51]과 비교해 볼 때, 이 중 보건복지부 예산은 약 9조억원에 이르고 있다(<표 3-1>).

〈표 3-1〉 국가 총예산 중 보건의료 분야 예산지출 내역

(단위: 억 원)

구분	2003년도	2004년도	2005년도	2006년도	2007년도	비고
국가 총예산	1,181,323	1,201,394	1,352,156	1,469,625	1,565,177	
보건복지부예산	85,022	92,322	89,068	97,063	115,292	
건강보험	30,395	31,579	31,123	32,259	31,110	
의료급여	17,612	18,807	22,145	26,621	35,766	

* 자료: 2007년도 보건복지위원회 국정감사요구자료(2007. 9.), 보건복지부

국가는 이러한 예산 이외에 기금으로도 보건의료 분야의 재정을 충당하고 있다. 2007년도 기금운영계획[52]을 보면, 보건복지위원회 소관인 기금은 국민건강증진기금, 국민연금기금 및 응급의료기금으로 구성되어 있다.

각 예산의 규모를 2005년도 결산을 중심으로 살펴보면, 국민연금기금은 약 64조억원, 국민건강증진기금은 약 1조 5천억 원이고, 응급의료기금은 약 600억 원이다(<표 3-2>). 이 중 응급의료기금은 2003년 결산이 47,822백만 원, 2004년 결산은 53,422백만 원, 2005년도에는 계획이 58,276백만 원이고, 결산액이 60,277백만 원이다. 또한 2006년도 계획금액은 63,229백만 원으로 나타나 있다.

〈표 3-2〉 보건복지부 각 기금 현황

(단위: 백만 원)

기금명	2003년도 결산	2004년도 결산	2005년도		2006년도 계획
			계획	결산	
국민연금기금	44,074,381	60,157,105	61,076,615	64,002,833	70,908,303
국민건강증진기금	769,270	903,584	1,423,542	1,537,768	1,907,628
응급의료기금	47,822	53,422	58,276	60,277	63,229

* 자료: 2005 회계연도 결산 사업설명자료(Ⅳ-Ⅰ) 중, 보건복지부

---

51) 보건복지부, 2007년도 보건복지위원회 국정감사요구자료(2007. 9.)
52) 2007년도 기금운영계획, 대한민국정부, 2007, 253~270면.

2005년도 보건복지부 소관 세입·세출 예산안 개요(2004. 10.)[53]를 보면, 기초생활보장급여가 3조 5,970억 원에서 3조 8,753억 원으로 전년대비 7.7% 증가하였고, 이 중 의료급여는 1조 8,810억 원에서 2조 675억 원으로 전년대비 9.9% 증가하였다. 이 중 진료비가 1조 7,828억 원에서 1조 9,476억 원으로 9.2% 증가하였다.

이러한 2005년도 우리나라 사회복지 분야 지출규모는 예산 13.6조 원과 기금 23.4조 원을 합쳐 2004년 32.4조 원 대비 14.4% 증가(4.6조 원)된 37조 원 규모이며, 보건복지부 소관은 13.9조 원으로 37.6%를 차지하고 있다.

하지만 GDP대비 사회복지 분야 재정지출을 다른 나라와 비교해 보면, 한국 2003년도 16.4%에서 2008년도 20.4%까지 증대시킬 예정에 반해, 일본의 경우 2003년도 38.4%, 미국 2001년도 50.1%, 영국 1999년도 51.9%에 이르고 있다.

또한 건강보험 지출을 제외할 경우, 정부 일반예산에서 국민의료비[54]가 차지하는 비중은 10.1%로 OECD 평균 39.1%에 비해 매우 낮다. 더욱이 2003년도 일반회계세출예산 중 보건복지부세출예산은 8조 5천억으로 7.2%에 불과하며, 이 중 건강보험과 의료급여에 대한 지원금액이 4조 8천억 원으로 전체 보건복지부 세출예산의 56.5%에 달한다.

이렇듯 보건의료와 사회복지 분야에 대한 국가의 소극적인 재정지출구조는 현행 우리나라 의료보장체계 내에서는 위험한 상태를 야기

---

53) 보건복지부, 2004년도 국정감사자료(등록 2004. 11. 08. 국회도서관), 2005년도 보건복지부 소관 세입·세출 예산안 개요.

54) 국민의료비는 크게 공공부문과 민간부문으로 나눌 수 있고, 공공부문은 사회보장과 정부 일반예산으로 분류하고, 민간부문은 민간보험과 국민 본인 부담으로 구분할 수 있다. 사회보험방식을 채택하고 있는 우리나라는 크게 조세, 사회보험료, 본인 부담금으로 보건의료의 재원이 구성된다고 볼 수 있다.

한다고 볼 수 있다.

2. 선진외국의 응급의료제도

가. 개요

의료비와 관련하여 의료기관에 채무를 가지고 있거나, 의료비와 관련된 채권자로부터 변제할 것을 요구받은 자는 추후 의료기관에 진료받는 것을 꺼리는 것으로 조사된 연구가 있다. 이 연구에 의하면, 이들은 가능하면 진료받는 것을 미루거나(18.6%), 응급상황일 때만 이용하거나(10.4%) 필요한 경우도 의료기관에 가지 않는다(24.5%)고 한다(Thomas P. O'Toole, Jose J. Arbelaez, Robert S. Lawrence, 2004).

응급의료체계는 영－미 모델(Anglo－American model: bring patient to ER)과 독－프 모델(Franco－German model: bring ER to patient)로 크게 분류할 수 있지만, 이 두 형태는 여러 가지 면에서 매우 다르며 서로 장단점을 가지고 있다.

또한 이 두 가지 모델로 분류되지 않는 다양한 모델들도 존재하고 있다. 우선 영－미 모델은 병원 전 단계의 처치를 의사가 아닌 자가 담당한다는 것이라 할 수 있고, 이에는 호주, 캐나다, 홍콩, 뉴질랜드, 싱가포르, 영국, 미국 등이 해당한다. 또한 독－프 모델은 병원 전 단계의 처치를 의사가 직접 수행하는 특징을 가지고 있다. 유럽과 남미 국가가 독－프 모델의 응급의료체계를 가진 국가들이라 할 수 있다.

유럽의 경우 사회주의 의료로 의료비용을 국가(보험자 등 포함)가

지불하는 경향이 많으나 환자는 병원선택권이 없거나 적으며 지역 간 병원수준의 평준화가 기반이 되어 있는 것으로 보인다. 이처럼 의료비용을 국가가 부담하는 유럽식 사회주의 의료체계하에서는 국민의 병원선택권을 법이나 제도에 의해 제한하고 있는 반면에, 환자 개인이 부담하는 미국식 자본주의 의료체계하에서는 비용증가에 의해 환자 스스로 혹은 사설보험회사에 의해 제한되는 특성이 있다.

우리나라 응급의료는 90년대 초부터 구체적이고 전국적인 모습을 갖추기 시작했으며 처음에는 미국의 체계를 많이 모방하였으나, 최근에는 유럽 쪽의 좋은 점을 도입하려고 시도하고 있다(정구영, 2004).

나. 미국

미국의 경우 병원 전 응급의료서비스에 대한 비용은 이송을 포함하여 환자에게 청구되고 다양한 보험에 근거하여 환자가 미리 선택할 수 있으나, 노약자나 사회적 약자를 위한 보장제도가 일부 계층에 혜택이 있어 어떠한 경우라도 비용을 문제로 응급진료나 응급처치를 거부할 수는 없다(도병수, 2007).

특히 응급 메디케이드(Emergency medicaid)는 위급한 상황에서 생명을 구하기 위한 인도주의적인 차원으로 정부에서 치료해 주는 프로그램으로서, 메디케이드가 포함하지 않는 비이민자뿐만 아니라 심지어는 불법체류자들까지 합법적으로 신청해서 의료 혜택을 받을 수 있다. 여기에는 생명에 지장을 주는 질병이나 위급한 사고를 당한 사람, 출산, 출산 후 60일 동안의 출산 후 검사가 포함된다(소한나, 2008).

미국은 응급의료 또한 연방 차원이 아닌 주별로 관리되고 있어 일

률적으로 말할 수는 없다. 가령 뉴욕시의 경우, 뉴욕주 내 모든 이민자들은 법적 신분이나 의료비 납부 능력과 상관없이 응급치료를 받아야 할 상황이라면 응급치료를 받을 권리가 있다고 한다.

이는 뉴욕주 내 모든 병원의 응급치료실이 환자의 법적 신분이나 진료비 납부 능력과 상관없이 응급치료를 필요로 하는 환자에게 진찰해야 할 의무가 있기 때문이다(단 전문적이거나 제한된 진료만을 제공하는 병원들의 경우에는 예외가 적용되며, 이러한 병원에서는 메디칼 직원들이 환자의 공공의료 혜택을 조사하지 않고 있다).

그러나 미국의 응급의료체계는 재정적인 문제로 외상센터 등 병원 내 응급환자 병실 수가 감소하고 있고, 응급환자 내원 수는 증가하여 응급실 과밀화가 문제 되고 있으며, 비싼 진료비와 지원혜택을 받지 못하는 사회적 취약계층이 있어 해결해야 할 문제로 남아 있다(도병수, 2007).

다. 영국

영국의 경우 응급의료 또한 NHS(National Health Service: 국가보건서비스)의 일환으로 운영되고 있다. 1948년 국민건강보험의 실시와 함께 지방정부가 구급서비스를 실시하는 것이 의무화되었으며, 이러한 서비스는 1974년 NHS에 공식화되었다.

응급의료의 특성상 그 자체가 공공성이 강한 분야인 만큼 공공 응급의료서비스는 잘 운영되고 있으나, 재정이나 기금의 측면에서 따로 응급의료만을 독립되게 분리하여 운영하지는 않고 있다.

1946년에 제정된 국가보건복지법(National Health Service Act)에 의한 보건복지부(Ministy of Health) 산하 LHA(Local Health Authority)가 담당

하는 구급차 통제소에서 구급업무를 수행하고 있다.

응급의료재원은 기금이나 타 특별회계를 사용하지 않으며 국가보건의료체계 NHS)의 일부로서 활용하고 이송서비스도 국가가 운영하고 있으며 헬리콥터 응급이송서비스도 이용비용은 무료라는 것이 주목할 만하다(유럽 응급의료체계 견학귀국보고서, 중앙응급의료센터, 2005. 1.). 응급의료 재원 혹은 비용 지출은 외상환자를 기준으로 약 20억 파운드(한화 2조 5천억 원)를 사용하며, 이는 영국 전체 의료비의 약 5%에 해당한다고 한다(도병수, 2007).

라. 독일

독일 응급의료체계는 중앙정부보다는 주정부에서 관할하고 있어 주에 따라서 조금씩 차이가 있고 전국적으로 통일되어 있지도 않다. 그러나 독일의 경우 공립병원, 비영리공익병원, 민간영리병원을 막론하고 그 어떠한 상황에서도 응급환자를 진료해야만 하는 법률적 의무를 지닌다.

독일의 응급의료비용은 의료보험에서 대부분(100%) 부담을 하고 있고, 병원과 계약을 체결한 'Algemeine Deutch Automobile Club, ADAC (중앙자동차 조합)'이 대표하여 의료보험과 협상을 통해 보험료를 결정한다(중앙응급의료센터, 유럽 응급의료체계 견학 귀국보고서, 중앙응급의료센터, 2005). 즉 대개는 주정부의 보건체육부가 공공조합의 형태인 ADAC(중앙자동차클럽 내에 응급중앙통제소, Rettungsleitstelle) 를 설치하여 응급의료체계의 주도적 역할을 담당하고 있다.

응급의료체계에서 병원단계의 진료는 응급출동센터로 지정되어 응급의사가 대기하는 응급의료센터 병원과 특수 분야의 치료를 담당하는 병원 등에서 실시되는데 이 병원들은 ADAC과 병원 사이에 개별적으로 계약진료비 보전 등을 포함한 계약을 체결하여 응급의료 업무를 실시하고 있다.

주목할 만한 것은 독일의 경우 구급차 내에서 병원 선정의 30-40% 정도는 환자나 보호자의 의견을 무시하고 의료진이 결정하고 있으며 나머지 60-70%는 환자와 의료진의 의견이 일치하는 경우로 사료된다. 이에 반하여, 우리나라의 경우 구급차 내에서 병원 선정권의 4.5%만을 구급대원이 행사하고 있는데, 이는 환자가 의식이 없고 보호자가 없는 등 구급대원에게 일임된 경우로 사료된다(중앙응급의료센터, 2004).

마. 프랑스

프랑스 또한 사회보험방식의 공적 의료보험체계를 갖고 있다. 프랑스는 모든 의료비가 국가나 지방자치단체의 의료보험에서 지불되므로 수술비가 없어 수술도 못 한 채 병원에서 발을 동동 구르는 일은 프랑스에서는 있을 수가 없다(정동근, 2001). 프랑스의 응급의료체계는 여러 부서가 합동으로 참여하는 다중방식으로 조직되어 있으며, 지방자치단체장이 응급의료체계를 구축하는 주체이다.

특히 파리와 마르세유는 다른 지방과는 별도의 응급의료체계를 구축하고 있다(도병수, 2007). 또한 프랑스의 응급의료체계는 1960년대 후반부터 전국에 응급의료체계의 통신 및 의료활동의 중심이 되는 SAMU(Service d'Aide Medicale Urgente)를 구축하여 1973년에 창설되었다. 이러한 SAMU는 프랑스 응급의료체계의 주축을 이루는 기구로서 우리나라 응급의료정보센터와 비슷한 역할을 수행하고 있다(안명옥, 2006). 프랑스의 경우 환자가 응급의료정보센터인 SAMU를 통하여 구급차를 요청 시 SAMU에서는 국가의 비용부담에 의해 환자의 상태를 기준으로 공공구급차, 사설 구급차를 불러 주거나, 환자 본인의 비용부담에 의한 일반택시 등을 통한 이송을 지시하는 권한을 가지고 있다.

즉 SAMU에서의 의학적 판단에 의해 구급차가 출동하는 경우 비용을 국가가 지불하고 환자 본인 부담이 없으나, 환자가 직접 사설회사에 구급차를 요청하는 경우 환자 본인이 비용을 지불해야 한다(중앙응급의료센터, 2004).

바. 노르웨이 – 스웨덴

노르웨이의 보건의료의 대부분은 국가와 지방정부에서 운영하며, 사설병원도 계약을 통하여 보건의료 서비스를 제공하고 있다. 노르웨이 정부는 2002년 보건체계재구성(Municipal Health Service Act)을 통하여 전국을 거의 Health Region으로 구분하고 있다.

노르웨이의 병원 및 병원 전 응급의료서비스(이송 및 현장처치) 전체를 Region의 공공병원에서 주관·제공하며, 소방과는 별개로 운영되고 있다. 이러한 응급의료체계의 관리는 보건부(Ministry of Health)에서 정책적 우선순위와 예산을 배정하며, Regional Health Enterprise의 위원회에서 지역별 우선순위, 예산배정, 계약을 통하여 병원과 구급차 서비스를 조절하고 있다. 병원 응급의료는 주정부 소속의 병원과 일부 사설병원에서 제공하며, 이송서비스(항공, 수상, 육상)는 대부분 공공이며, 일부에 한하여 입찰에 의한 사설업체가 제공하고 있기도 하다.

스웨덴의 사회복지제도는 "요람에서 무덤까지"라는 말로 대표될
만큼 세계 최고 수준으로 알려져 있으며, 보건의료 서비스도 거의 전
체가 정부(주로 지방자치단체)에 의해서 제공되고 있다.

이러한 스웨덴의 보건의료 서비스에 소요되는 비용은 전 국민이
가입하는 의료보험과 소득에 대한 높은 세금으로 충당되고 있다. 그
러나 스웨덴도 1963년 이전까지는 구급서비스에 대한 법적 조절이
없었다. 스웨덴의 응급이송서비스는 공공의료법(public health act)에
의하여 조절되고, 응급의료서비스의 제공책임은 county에 있다.

또한 응급의료서비스의 책임을 지는 county는 county별로 목표설정
과 재정을 조달하고 있다. 스웨덴은 200만 명의 시민들에게 보건의료
서비스를 제공하며, 연간 입원환자 수는 약 5만4천 명 규모이며, 2004
년 예산은 50억 SEK(한화 약 7천억 원, 이송서비스를 포함)에 달한다
(보건복지부 중앙응급의료센터, 2006).

3. 현행 의료보장의 취약성

우리나라의 의료보장 시스템은 공공재원 비율이 낮아 민간중심 의
료체계 구조로 이루어져 있으며, 의료비 중 환자의 부담이 큰 높은
본인 부담률을 가지고 있는 취약한 구조로 나타났다.

가. 민간중심 의료체계

우리나라 국민의료비 중 공공재원의 비율은 국가가 국민의 건강을

얼마나 책임 있게 보장하는가를 간접적으로 보여 주는 거시지표라 할 수 있는데 OECD회원국에 비해 매우 낮다고 할 수 있다. <표 3-3>에서 보는 바와 같이, 주요국가의 전체 병상 중에 공공병상의 비율은 2000년 당시 프랑스의 경우 64.9%, 독일 46.4%, 일본 37.2%인 반면, 우리나라는 8.1%에 그치고 있다.

OECD Health Data 2008[55])에 의하면 2000년을 기준으로 전체 의료비 중 공공지출이 차지하는 비중은 OECD회원국 평균이 72.84%인 데 비해 우리나라는 55.1%로 나타났다. 외국의 경우에서 우리나라와 같이 사회보험방식을 취하고 있는 OECD 국가 중 독일, 일본, 프랑스의 경우에는 국민의료비의 76.9%, 82.7%, 79.7%를 각각 공공재원으로 조달하고 있다. 반면 민간중심의 의료체계로서 사회보험제도가 아닌 미국의 경우에도 공공재원비율은 45.8%이다(각 2006년 기준. 단, 일본은 2005년 기준).

〈표 3-3〉 주요 OECD 국가의 공공병상의 비율(병상 기준 수)

구분	1960	1970	1980	1985	1990	1995	1997	1998	1999	2000
폴란드	-	-	-	-	-	99.9	99.8	99.8	99.8	99.2
캐나다	-	-	97.9	97.9	97.9	99.1	99.3	-	-	-
영국	-	-	98.5	97.6	96.8	95.7	95.7	95.7	95.8	-
이탈리아	-	83.3	85.8	84.5	76.5	76.0	78.6	-	72.6	-
멕시코	-	-	-	-	-	68.6	74.4	73.5	-	70.0
프랑스	-	-	64.2	68.0	64.8	64.6	64.8	64.8	64.8	64.9
독일	55.9	54.6	52.4	50.9	51.0	49.9	48.5	-	46.5	46.4
미국	24.3	23.9	21.4	18.9	18.4	33.7	-	-	-	-
일본	-	37.7	32.8	30.5	29.5	32.4	34.8	35.8	-	37.2
한국	-	-	-	-	14.6	10.2	9.7	9.0	-	8.1

자료: 경제·사회·문화적 권리 국가인권정책 기본계획 수립을 위한 건강권 기초현황 조사자료, 국가인권위원회(2004. 8.)

---

55) http://www.irdes.fr/EcoSante/DownLoad/OECDHealthData_FrequentlyRequestedData.xls.

2002년 OECD 평가보고서는 한국사회가 보건의료 서비스 제공에서 지나친 민간중심 경향을 보이고 있다고 지적했다. 정부는 치료서비스의 제공자로서 극히 제한적인 역할을 하고 있으며 대개 보건소를 중심으로 한 질병예방과 건강증진의 책임을 맡고 있는 데 그치고 있다(김창엽, 2004). 2002년 이후 OECD는 병상기준에 따른 자료를 발표하지 않고 있다. 따라서 최근 우리나라 전체 의료기관 대비 공공보건 의료기관 비중을 보면 <표 3-4>와 같다.

〈표 3-4〉 우리나라 전체 의료기관 대비 공공보건의료기관 비중

(단위: 개소, 2007. 12. 31. 현재)

구분	총계(A)	민간의료기관	공공보건의료기관(B)			B/A×100
			계	공공의료기관*	보건기관**	
기관 수	56,383	52,750	3,633	164	3,469	6.4%
병상 수	450,446	397,728	52,718	52,318	400	11.7%

자료: 2008년도 보건복지가족위원회 국정감사요구자료(2008. 10.), 보건복지부
* 공공보건의료기관: 공공보건의료에 관한 법률 제2조 및 동법 시행령 제2조에 따른 기관현황 중심
** 보건기관: 전국 지역보건기관 주소록(2008. 1. 보건복지부)

2008년도 우리나라 전체 의료기관 대비 공공보건의료기관의 비중은 기관 수로 볼 때, 전체 56,383개소 중 민간의료기관은 52,750개소이고 공공보건의료기관은 3,633개소로 6.4%이다. 또한 병상 수를 기준으로 볼 때, 전체 450,446병상 중 민간의료기관의 병상 수는 397,728개이고, 공공보건의료기관의 병상 수는 52,718개로서 약 11.7%를 나타내고 있다.

이처럼 우리나라의 경우 병원이나 의원, 약국의 개설은 전적으로 민간에 맡겨져 있으며 개원 지역, 활동, 처방과 관련하여 어떠한 제약도 없는 상황에서 당연히 의료기관들은 환자유인을 위한 경쟁을 벌이기 마련이다. 병원영역에서 영리행위는 법적으로 금지되어 있지만

병원들은 실제로 이윤 지향적인 진료를 행하고 있으며, 그들의 행위는 영리조직과 결코 다르지 않다고 할 수 있다.

병원 개원에 유일하게 필요한 조건이라면 규정된 최소한의 병상 수와 부서를 채우는 것이며, 이를 충족시키고 나면 병상 수는 전적으로 의료기관 자체에 의해 결정되는 현실이다(김창엽, 2004). 이러한 보건의료 분야의 낮은 국가 지원은 결국 보건의료체계를 민간중심 구조로 만들어 놓았다.

나. 높은 본인 부담률

우리나라 의료보장시스템의 취약성 중 하나는 본인 부담률이 높다는 데 있다. 앞서 살펴본 우리나라의 의료보장체계는 국가공영의료체계(NHS: National Health Service)가 아닌 사회보험체계(NHI: National Health Insurance)를 가지고 있다.

이러한 사회보험체계 방식은 건강보험이 만일에 일어날 중환으로 인한 경제적 충격을 완화하기보다는 의료기관 이용 시 가격을 할인하는 정도에 그친다는 점이며, 더욱 심각한 것은 높은 본인 부담률로 저소득층에게는 취약성을 가지고 있다는 것이다.[56]

2001년 서울대학교 문옥륜 교수 연구에 의하면, 고비용 상병별 본인 부담률은 30.3%(뇌출혈)~79.7%(순환기장애)에 이르고, 전체 평균 본인 부담률은 약 54.5%인 것으로 나타났다. 따라서 고액치료비가 소

---

56) 한 조사에 의하면 건강보험 지역가입자 중 3개월 이상 건강보험료를 납부하지 못해 건강보험 혜택을 받을 수 없는 세대가 2004년 6월 165만 5천 세대로 확인되었으며, 피부양자까지 포함하면 체납적용 대상 인원은 345만여 명으로 전년 같은 기간(322만 명)에 비해 23만여 명이 늘어났다(김상기, 2004).

요되는 중증질환자는 개인파산에 이르거나 아예 의료서비스를 받을 기회조차 봉쇄되는 사례가 발생하고 있어 심각한 사회문제로 대두되고 있다(전현희, 2004. 7.).

우리나라의 본인 부담률 수준을 건강보험 전체 진료비 중 보험자 부담 내역 및 환자 본인 부담 내역(2003~2005. 9.)[57]을 통해 살펴보면, 2003년도에 28.45%, 2004년도 27.99%, 2005년도 상반기에는 27.50%로 건강보험심사평가원은 밝히고 있다(<표 3-5>).

〈표 3-5〉 건강보험 진료비 중 보험자 및 환자 본인 부담 내역

(단위: 백만 원, %)

구분	총진료비	보험자 부담금	본인 부담금	본인 부담률
2003년	20,533,559	14,692,281	5,841,277	28.45
2004년	22,355,887	16,098,892	6,256,995	27.99
2005년 상반기	12,042,935	8,731,338	3,311,597	27.50

* 자료: 건강보험심사평가원

하지만 우리나라의 의료보장체계는 국가공영의료체계(NHS)가 아닌 사회보험체계(NHI)이므로, 보험급여가 되지 않는 비급여 의료서비스는 전액 본인이 부담하여야 하는 것이다. 따라서 비급여 의료서비스에 대한 본인 부담금을 포함시키면 이보다 본인 부담률은 높아진다.

건강보장 수준에 있어서의 OECD국가와 한국을 비교한 자료(OECD Health Data 2007)에 의하면 비급여 부분을 포함시켜 의료비용 보장성을 나타내 주는 본인 부담률은 OECD 평균이 19.3%인 데 반하여, 우리나라는 37.7%로 높게 조사되었다.

또한 건강수준에 있어서 사망률(10만 명당)을 보면, OECD 평균이

---

57) 보건복지부, 2005년도 국정감사(자료IV) 보건복지위원회의원요구자료(열린우리당 공동요구자료), 2005. 9.

652명인 데 반하여, 우리나라는 719명으로 역시 높게 나타나 건강수
준과 의료비 보장성에서 취약한 것으로 나타났다(최병호, 2007).

또한 이러한 본인 부담은 건강보험 부담금을 제외한 본인 부담의
76%가 현행 건강보험 급여체계에서 원천적으로 배제된 '비의료'영역
에서 발생하고 있다. 그간 보장성 확대로 법정본인 부담금은 경제적
으로 큰 부담으로 작용하지 않는 것으로 조사되었으나, 비의료영역에
서의 본인 부담은 과중한 경제적 부담으로 작용하여 가계파탄과 계
층하락을 양산할 것으로 보고 있다.

이처럼 질병으로 인한 빈곤화를 예방하는 사회안전망의 기본역할을
감당하지 못하고 있는 것은 현행 건강보험의 심각한 결함이라 할 수 있
다(이진석, 2007). 대개 사회경제적 계층이 낮은 집단일수록 건강문제를
가지고 있을 가능성이 높으며 이에 따라 의료필요(need)의 수준도 높지
만 의료이용의 경제적 장벽으로 인해 이를 충족시키기는 쉽지 않다.

현재 소득이 최저생계비에 못 미치는 빈곤인구는 전 인구의 11.1%
로 추산되고 있으나, 기초보장수급자는 2003년 135만 명으로 전체 인
구의 2.8%에 머물고 있다. 즉 전체 인구의 8.4%, 빈곤계층의 73.4%인
약 400만 명이 아무런 보호대책 없는 빈곤층으로 살아가고 있는 것이
다(한국보건사회연구원, 2002).

2001년 건강보험에서 의료급여로 편입된 집단의 주요 급만성 질환
을 대상으로 의료급여 편입 전 2000년도와 의료급여로 편입된 후인
2002년도의 의료이용을 비교한 결과, 질병별로 진료실 인원의 경우
1.72~7.9배, 진료건수의 경우 2.6~20배, 내원일수의 경우 3.1~33배,
건강보험공단에 청구된 진료비의 경우 4~34배 증가하여 의료이용의
경제적인 장벽으로 인한 미충족 필요가 상당규모로 존재하고 있는

것으로 추정된다.

더욱더 중요한 것은 상당수의 빈곤층이 엄격한 국민기초생활보장 수습자 선정기준과 기준의 적용으로 인해 의료급여 수급자가 되지 못하고 있다는 점이다. 또한 실질 빈곤 인구 중 약 1/3만이 의료급여 수급자이며 약 2/3 정도는 건강보험을 통해 의료보장을 받고 있는 것으로 연구자들은 추산하고 있다(김창엽 외, 2003).

한 종합병원의 입원환자의 총진료비 중 본인 부담률을 조사한 결과 각종 비급여 서비스로 인해 의료급여 1종 환자는 34%, 의료급여 2종 환자는 46%를 부담한 것으로 나타났다. 이러한 높은 본인 부담률은 의료이용의 높은 경제적인 장벽과 미충족의 필요를 낳아, 소득수준이 낮을수록 경제적인 문제로 인해 의료이용 장애 경험률이 높았다고 보고하고 있다.

이처럼 저소득 가구의 경우 과부담 의료비 지출이 있을 경우 다른 항목에 대한 지출이 현저히 떨어지므로 건강보험 보장성이 낮은 상황에서는 건강수준뿐 아니라 다른 영역에서의 삶의 질도 떨어질 수 있다고 한다(김진현, 2007).

이와 같은 민간중심의 의료체계와 높은 본인 부담률 등은 우리나라 의료보장의 취약성을 보여 주고 있다. 이러한 취약성은 경제적 요인과 밀접한 관련성이 있는 사항으로 응급환자의 생명보호에 위험으로 이어져, 결국 우리나라 의료보장의 사각지대로 남아 과거 보라매 병원사건과 같은 사건의 재발 가능성을 남겨 두고 있다 할 것이다.

이에 응급환자의 생명보호를 위한 시스템으로서, 현행 응급의료의 제도적 취약성을 법정책적으로 접근하여 그 문제점과 개선방안을 살펴보고자 한다.

제4장

응급의료비 미수금대불제도의 문제점과 개선방안

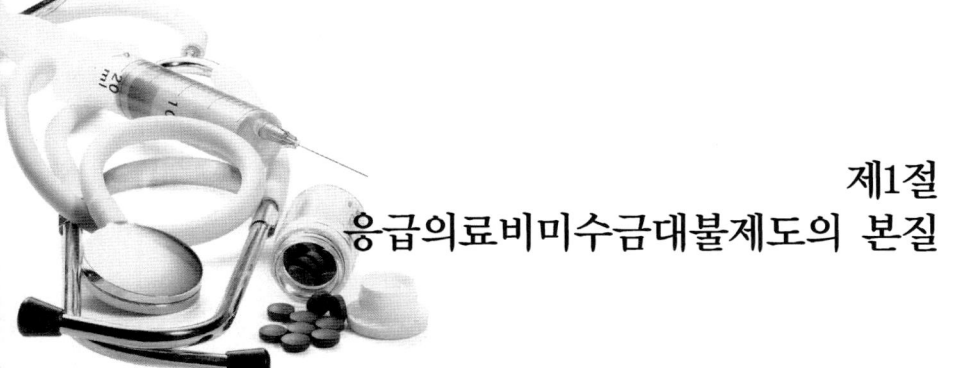

제1절
응급의료비미수금대불제도의 본질

1. 개요

가. 의의

    응급의료비미수금대불제도라 함은 응급환자 본인 또는 가족이 진료비를 부담할 능력이 없을 경우, 국가가 의료기관 등에 응급진료비 등의 지불능력이 없는 환자를 위하여 대신 지불해 주는 제도이다.

    즉 의료기관 등이 응급환자에게 응급진료 및 이송처치를 제공하고 응급환자로부터 응급의료 비용을 지불받지 못하였을 경우에는 응급의료에 관한 법률에 의하여 응급의료비미수금에 대한 대불사업을 위탁받은 건강보험심사평가원에 응급환자를 대신하여 지불하여 줄 것을 청구하면, 건강보험심사평가원은 동 응급의료비용을 대불하여 주고 사후에 응급환자 본인, 부양의무자 및 다른 법령에 의한 진료비부

담의무자에게 대불금을 상환받는 제도이다.[58]

현행 응급의료에 관한 법률에서는 응급의료종사자에게 응급의료 제공에 대해 일정한 의무를 부여하고 있는데, 만일 의사에게 응급의료에 대한 응급의료 제공 의무를 부과하고 의무이행에 대한 현실적인 제도적 장치가 마련되어 있지 않으면 의사에게 일방적인 의무와 부담만을 주게 되고, 이로 인하여 의사가 응급환자의 치료를 거부하거나 지연하여 환자가 피해를 보게 될 수도 있다(범경철, 2003).

이처럼 응급의료는 일반의료와는 달리 신속한 의학적 처치나 치료 등 응급의료서비스가 시의 적절하게 제공되어야 하는 것을 특징으로 하고 있으므로(Razzak JA Kellermann AL, 2002), 위급상태에 있는 응급환자가 진료비 부담 능력이 없는 상황에서도 신속하고 적정한 응급의료를 받을 수 있도록 함으로써, 국민의 생명과 건강을 보호하고 국민의료의 적정을 기할 수 있는 응급의료제도가 응급의료비미수금대불제도이다.

나. 제도 도입 배경

본 제도는 응급상황 시에 국민의 생명과 건강을 보호하기 위한 응급의료가 경제적 사유로 인하여 적기에 응급의료를 제공받아야 할 응급환자에게 지연되거나 거부되지 않도록 하기 위해 마련된 제도이다. 즉 신속히 치료를 받아야 할 응급환자에게 의료비를 내지 못한다

---

58) 응급의료에 관한 법률 제19조 제2항(응급의료기금의 관리운용 위탁), 동법 제21조 제1호(미수금대불업무) 및 동법 시행령 제12조(기금업무의 위탁)에 의하여, 응급의료대불사업은 보건복지부가 건강보험심사평가원에 위탁하고 있다. 이 글에서는 실질적인 내용에 따라 보건복지부 또는 건강보험심사평가원으로 표기한다.

는 이유로 의료기관 등이 응급의료를 거부하거나 지연되는 폐해를 방지하기 위해 도입되었다.

최근 사고현장에서 필요한 응급처치에 시간을 놓치거나 의료기관으로의 이송이 늦어져 환자의 생명과 신체상의 중대한 피해를 초래하는 상황이 자주 발생하고 있고, 실제로 2005년 한 해 국내응급환자 예방 가능한 사망률은 39.2%로 선진국에 비해 4~5배 높고, 2004년 통계청 분석 5개 사망순위 중 암을 제외한 2, 3, 4위는 뇌혈관질환, 심장질환, 고의적 자해(자살), 당뇨병 순으로 응급의료의 제공이 중요한 분야이다.

우리나라 응급의료체계는 1988년 서울올림픽을 계기로 1989년부터 구축되기 시작하였으며, 1991년 이후 몇 차례의 대형참사를 겪으면서 응급의료체계의 중요성은 더욱 커져 갔다.

이후 1994년 응급의료에 관한 법률이 제정되었고, 주요내용으로는 ⅰ) 응급진료체계의 정비, ⅱ) 응급환자 정보센터의 역할, ⅲ) 응급구조사 양성, 응급의료기금 조성 등이었다. 이후 1995년 응급의학전문의 제도 신설, 1996년 권역응급의료센터 개념 도입, 2000년 응급의료에 관한 법률 전면개정 등 응급의료 진료체계를 체계화하고 각 분야에서 진일보한 발전방안 수립과 이에 대한 법적 근거를 마련하였다고 볼 수 있다.

다. 기존연구

그동안 응급의료비미수금대불제도에 대해 선행된 연구는 크게 절차적인 문제와 처리지연 등 주로 운영방안의 문제점에 대해 연구가 진행되었다고 볼 수 있다. 우선 응급의료대불의 청구에 대해 응급진료비, 이송처치료, 산출내역서 등 청구절차가 까다로운 것이 응급의료비 대불실적 저조의 큰 원인이라 지적하면서, 이에 대해 청구절차 및 방법 등을 간소하게 개선할 것에 대한 연구(강철환, 1997)가 있다.

이와 유사하게 응급의료대불제도의 문제점을 청구절차의 복잡성과 낮은 응급의료수가에 대해서 찾은 연구도 있고(심우영, 2002), 1995년 6월부터 2004년 12월까지 응급대불 청구자료를 가지고 운영실태를 분석한 '응급의료비대불제도의 효율적 운영에 관한 연구'가 있다.

또한 '응급의료비미수금대불제도의 활성화 방안'의 연구는 본 제도가 처음 시작되었던 1995년 10월부터 2005년 12월까지 심사평가원에 접수된 응급의료비 대불청구내역 9,468건에 대해 빈도분석에 의한 통계분석을 한 연구로서, ⅰ) 응급의료비 '대불기금의 예산 확대 필요', ⅱ) 미수금에 대한 '대불금 회수강화', ⅲ) '외국인에 대한 대불금 지급 법률정비', ⅳ) 심사기준의 완화 등 '심사기준의 재정립', ⅴ) 전자문서교환방식 등 청구절차의 간소화 등을 통해 응급의료대불제도의 활성화에 대한 개선사항으로 제시하여, 앞선 연구와 유사하게 현행 운영상의 문제점을 지적하였다(안민경, 2006).

이와는 달리 근본적인 문제로 접근하여 본 대불심사제도가 의료보험진료비 심사제도와 동일한 방법을 활용함으로써, 본 취지에 맞지 않게 운영되고 있는 문제점을 지적하면서, 응급의료비 대불의 경우 응급의료를 제공하는 사실과 기간 및 진료비의 큰 흐름에 문제가 없다면 심사조정 등은 바람직하지 않다고 지적한 연구도 있다(김세라, 1999년).

하지만 위의 대부분 연구들은 청구, 심사, 지급 등 운영상의 문제 등에 대한 연구에 그치고 있다. 즉 위의 선행연구들의 현행 응급의료 비미수금대불제도가 활성화되지 못하고 있고, 향후 그 필요성에 대해서 운영방법론적 개선사항으로 지적하고 있는 것이다.

이렇듯 지금까지의 문제점에 대해 대부분 절차, 서식 등 방법론과 운영론상의 문제로 지적하고 있으며, 연구방법 또한 현행 건강보험심사평가원에 청구된 청구자료를 이용한 통계분석에 의존하고 있다는 점에 한계를 가지고 있다고 할 수 있다.

이러한 이유로 본 연구는 기존의 연구에 대한 문제점에 공감하면서, 해당 연구방법이나 분석이 표면적, 피상적인 문제의 임시적 해결은 될 수 있어도, 근본적인 문제해결이 될 수 없는 한계를 극복하고자, 현행 응급의료비미수금대불제도의 법리적인 이해와 법정책적 접근을 통해 근본적인 원인과 해결방안을 찾고자 한다.

2. 응급의료에 관한 법률

응급의료에 관한 법률은 그 제정이유에 대해 "1991年 7月부터 시행하여 온 응급의료체계 운영과정에서 도출된 문제의 해결을 위하여 응급의료체계의 법적 근거를 보완하고 응급의료체계의 조속한 정착과 발전을 위하여 필요한 규정을 보완함으로써 응급환자가 적기에 적정수준의 응급의료를 받을 수 있게 하여 국민의 생명과 건강을 보호하는 데 기여하고자 함"이라 밝히고 있다.

또한 아울러서 응급환자가 적기에 응급의료를 제공받을 수 있도록 하기 위하여, 응급의료기금을 설치, 조성하며 응급의료 진료비 중 미수금에 대한 대불 등의 용도에 사용하도록 한다고 제정이유와 주요 골자는 나타내고 있다.[59]

즉 응급의료에 관한 법률 제정은 당시 응급환자의 생명과 건강보호를 위해, 적기에 적정한 응급의료를 제공하도록 기금을 설치·조성하고, 이는 대불금 마련을 위한 것이 주요목적이었음을 나타내고 있다. 이처럼 응급의료는 응급이송체계와 의료시설 등의 요인도 중요하지만 치료비 등 경제적인 요인도 크게 작용함은 물론이라 하겠다.

응급의료에 관한 법률(이하 "법"이라 한다)은 총 10장 63조의 조문으로 구성되어 있다. 법(제9124호 2008. 06. 13.)은 1994년 1월 7일 제정된 이래 2000년 전문개정(제6147호 2000. 01. 12.)을 포함하여 지금까지 총 16차에 이르는 개정을 거친 현행법의 개요는 다음과 같다.

우선 국민들로 하여금 응급상황에서 신속하고 적절한 응급의료를 받을 수 있도록 응급환자의 생명과 건강을 보호하고 국민의료의 적정을 기하기 위함(법 제1조)과 이러한 응급의료에 관한 권리는 국민의 권리로서 성별, 연령, 민족, 종교, 사회적 신분 또는 경제적 사정 등으로 차별받지 않을 권리(법 제3조)에 대해 규정하고 있고, 동법 제6조 및 제10조에서는 응급의료종사자의 권리에 대해 규정하고 있다.

즉 응급의료종사자는 응급환자를 상시 진료할 수 있도록 응급의료업무에 성실히 종사하여야 하고, 업무 중에 응급의료를 요청받거나 응급환자를 발견할 때에는 즉시 응급의료를 행하여야 하며 정당한 사유 없이 이를 거부하거나 기피하지 못하도록 하고 있으며(동법 제6

---

59) 의안번호 140500, 제안일자 1993. 11. 5. 국회 의안정보. http://likms.assembly.go.kr/.

조), 정당한 사유가 없이 응급의료를 중단할 수 없도록 규정(동법 제10조)하고 있다.

동법에서 규정하고 있는 응급의료비미수금대불제도(이하 "응급의료대불제도"라 한다)는 동법 제19조 내지 제22조, 동법 시행령 제18조 내지 제23조, 및 동법 시행규칙 제9조 내지 제11조에서 그 내용을 규정하고 있다.

제1장 총칙부분에서는 본 법률의 목적(제1조)과 용어에 대한 정의(제2조)를 내리고 있다. 본 법률의 목적은 국민들이 응급상황에서 신속하고 적절한 응급의료를 받을 수 있도록 하기 위한 필요사항을 규정하고, 최종적으로 응급환자의 생명과 건강을 보호하고 국민의료의 적정을 기함을 목적으로 한다고 정의하고 있다.

제2장에서는 국민의 권리와 의무에 대해 규정하고 있는바, 제3조는 응급의료를 받을 권리에 대해 모든 국민은 성별, 연령, 민족, 종교, 사회적 신분 또는 경제적 사정 등을 이유로 차별받지 않고 응급의료를 받을 수 있다고 정하고 있다. 제5조에서는 폭넓은 응급환자 신고와 협조의무를 규정하고 있고, 제5조의 2는 선의의 응급의료에 대한 면책조항도 규정하고 있다.

제3장은 응급의료종사자의 권리와 의무에 대하여 규정하고 있는바, 응급의료종사자는 응급환자에 대해 정당한 사유 없이 응급의료를 거부나 기피할 수 없으며(제6조) 응급의료중단 금지의무도 있다(제10조). 또한 다른 환자에 우선하여 응급환자에 대한 응급처치와 더 위급한 응급환자에 대한 응급의료를 실시하여야 하고(제8조), 응급환자가 아닌 경우 타 의료시설 등에 의뢰 또는 이송(제7조)하여야 하며, 응급환자에 대해 적정한 응급의료를 행할 수 없을 경우에는 이송하여야

한다(제11조).

　제4장에서는 응급의료에 대한 국가 및 지방자치단체의 책임에 대해 규정하고 있지만, 내용상으로는 국가나 지방자치단체의 책임이 아닌 업무나 권한에 가까운 것이 대부분이라 할 수 있다.

　응급의료는 국가의 예산이 아닌 기금으로 운영되고 있고, 응급의료 재정에 대해서는 제5장에서 규정하고 있다. 이와 같이 제19조(응급의료기금의 설치 및 관리・운용)는 기금 설치에 대해 응급의료를 효율적으로 수행하기 위한 것으로서 그 운영은 '기금관리의 장'에게 위탁할 수도 있다고 하고 있고, 기금의 사용처(제21조)는 미수금대불, 자금의 융자 및 지원, 보조사업과 조사연구 및 홍보사업, 재해발생 시 의료지원 등이다. 또한 미수금의 대불제도에 대해서는 제22조에서 규정하고 있다.

　제6장에서는 응급의료기관 등, 제7장에서는 응급구조사 등, 제8장에서는 응급환자 이송 등에 대해 각각 규정하고 있다. 또한 제9장에서는 면허・자격정지 등(제55조), 과징금(제57조) 등과 제10장에서는 벌칙 등에 대해 규정하고 있는바, 그 내용은 벌칙(제60조), 양벌규정(제61조), 과태료(제62조), 응급처치 및 의료행위에 대한 형의 감면(제63조) 등으로 구성되어 있다.

3. 응급의료기금

　2005회계연도 세입세출 및 기금 결산관련 공통요구자료(보건복지부, 2006. 3. 10.)에 의하면, 응급의료기금은 응급의료에 관한 법률 제

19조(응급의료기금의 설치 및 관리·운용)에 따라, 정부는 응급의료를 효율적으로 수행하기 위하여 응급의료기금을 1995년도에 설치하였다. 정부에서는 체계적인 응급의료체계를 갖추고 문제점을 개선하여 선진국에 비해 높은 예방가능사망률을 낮추고자 1995년부터 응급의료기금을 조성하여 집행하여 왔다.

응급의료기금의 목적은 응급의료체계를 효율적으로 구축·운영하여 국민의 생명을 보호하고 응급환자의 사망률 및 불구율을 감소시키며, 이를 위하여

ⅰ) 응급환자진료비미수금대불 사업,

ⅱ) 응급의료기관 등의 육성·발전과 의료기관의 응급환자 진료를 위한 시설 등의 설치에 필요한 자금의 융자 또는 지원,

ⅲ) 응급의료 제공체계의 원활한 운영을 위한 보조사업과 응급의료를 위한 조사연구 사업 및 홍보사업,

ⅳ) 재해 발생 시의 의료지원 등을 주요사업으로 하고 있다. 기금의 설치 이후 응급의료기금의 규모가 크지 않고 주요 기금운용 활동이 미수금대불에 관한 것이었으므로 관리, 운용을 건강보험심사평가원에 위탁하여 운용하였으나, 2003년 이후 기금규모가 확대되면서 기금관리업무를 심사평가원에서 분리하여 보건복지부로 이양하였다(이신호, 2008).

응급의료체계를 개선하기 위하여 응급의료기금이 조성되고, 지출되기 시작하였으나, 재원 마련이 원활하지 못하여 2002년 응급의료재원 확충을 위한 법률 개정이 김태홍 의원 발의로 이루어졌다. 이후 매년 4억~6억 원의 수입에 의존하던 기금에 2003년도 전입금 434억 원이 편성, 2004년도에는 500억 원이 편성되었다. 이로써 기금 운용

총규모가 연간 총 50억에서 500여억 원의 규모로 크게 증가되었다.[60)

이에 따라 응급의료기금은 1997년부터 2004년까지 총 약 950억 원이며, 여유자금 운용을 포함한 총기금 수입액으로 산정할 경우는 약 1,260억 원에 달한다. 이처럼 응급의료기금은 2003년도 도로교통법상의 범칙금 일부를 전입함으로써 크게 증가하기 시작하였다.

따라서 현재 응급의료기금의 재원은 응급의료에 관한 법률 제20조의 규정에 의하여 ⅰ) 국민건강보험법에 의한 요양기관의 업무정지에 갈음하여 보건복지부장관이 요양기관으로부터 과징금으로 징수하는 금액 중 국민건강보험법의 규정에 의하여 지원하는 금액, ⅱ) 응급의료와 관련되는 기관 및 단체의 출연금 및 기부금, ⅲ) 정부의 출연금, ⅳ) 기타 기금의 운영에 의하여 생기는 수익금 등의 재원으로 조성하고, 정부출연금으로 도로교통법 제117조 제3항의 규정에 의한 범칙금의 전전년도 총수입의 100분의 20에 해당하는 금액을 매 회계연도의 세출예산에 계상하도록 하고 있다.

응급의료체계 구축을 위한 응급의료기금은 그동안 약 40억 원 정도의 소규모로 운용되어 왔으나, 2002년 3월 25일 개정, 공포된 응급의료에 관한 법률에 의거하여 응급의료체계의 구축을 위하여 매년 전전년도 교통범칙금 수입의 20%에 해당하는 금액을 응급의료기금에 출연토록 함에 따라 2003년도 기금출연금 460억 원을 포함하여 크게 증가하였다.

2003년 이후 대폭 확대된 응급의료기금은 지속적으로 확대되어 왔으며, 2005년도에는 600억 원, 2006년에는 630억 원으로 증가하였고,

---

60) 보건복지부, 2005년도 보건복지백서, 보건복지부, 2006. 7. 347~354면.

2007년에는 약 730억 원으로 확대되었다. 이 중에서 사업비로 사용되는 비중 역시 크게 증가하여 2005년도 약 440억 원에서 2007년도에는 약 550억 원으로 증가하였다.

기금의 증가에 따라 지출액도 지속적으로 증가하여 1995년에 약 1억 원이던 지출액은 2002년에 약 7억 원으로 증가하였고, 2003년에는 크게 증가하여 약 430억 원을 지출하였다. 기금의 지출은 2002년까지 대부분이 대불금 사용액이었으며, 약 8억 원 수준이었다. 2003년에는 대불금 지원 역시 크게 증가하여 약 13억 원에 이르고 있으나, 사업비의 증가가 가장 눈에 두드러졌다.

2003년의 사업비 지출은 약 410억 원으로서 전체 지출의 대부분을 차지하고 있다. 이처럼 사업비가 큰 비중을 차지하게 된 이유는 2003년부터 응급의료체계 구축사업에 매우 큰 사업비가 지출되었기 때문이다.

2003년부터 시작된 응급의료체계 구축 지원비용은 2003년에 약 130억 원에서 지속적으로 증가하여 2006년에는 약 240억 원으로 증가하였다. 그 외에도 119구급체계 구축 지원에도 2003년부터 매년 약 160억 원 정도의 비용을 지출하여 있다. 응급의료체계의 개선을 위해 2005년부터 2007년까지 지출된 총비용은 약 1,560억 원에 이르고 있으며, 사업비로 총 1,460억 원이 지출되었다.

2006년부터 2007년에 지출된 사업비에서는 119구급체계 지원, 응급의료기관 지원, 응급의료시설 확충 등의 사업에 많은 지출이 이루어지도록 되어 있어 응급의료체계의 인프라 구축에 많은 지출이 이루어지고 있음을 알 수 있다.

4. 응급의료 대불사업 현황

현대사회를 살아가는 누구에게나 응급의료를 제공받아야 할 상황
이 발생할 수 있다. 응급환자의 특성상 응급실은 다양한 각 계층의
사람들이 돌발적인 사고와 질환으로 갑작스럽게 내원하여 응급처치
부터 시행되기 때문에 일반적인 의료와 같이 환자와 의사 간의 적절
한 계약관계가 이루어질 수 없다.

이러한 이유로 의료기관 등은 응급의료서비스를 제공하였으나, 치
료 후 진료비를 받지 못하는 경우가 있다.[61] 이러한 의료기관의 손실
은 회수할 수 없는 악성 미수금으로 처리되고, 이는 곧 응급의료가
필요한 환자도 미수금이 예상되는 경우 타 의료기관으로 전원하거나,
거부·지연하는 등의 바람직하지 못한 현상도 발생하였다.

이에 응급의료기관에 재정적 부담을 경감하여 응급의료체계의 신
속성을 강화하고자 응급의료미수금대불제도를 도입하게 되었다(강병
우 외, 2007). 응급환자의 생명을 다투는 응급의료 제공에 있어 치료
비 등 경제적 요인이 장애가 되어서는 안 될 것이다.

진료비의 부담은 원칙적으로 환자이지만, 진료비를 지불할 경제적
여건이 안 되는 환자인 경우에는 의료기관으로서는 제공된 응급의료
에 대한 진료비를 받지 못할 수도 있다. 하지만 현행 법률은 진료를
거부하지 못하게 하는 등 의사에게 응급의료에 대해 일방적 의무를

---

61) 〈응급 의료비로 화난 병원들 '행정소송 불사'〉 2008년 1월 구타를 당해 두통 및 안구 이상 증세로 부산
모 병원 응급실을 내원해 진료를 받은 김 모 환자(여)는 응급실 진료 후 무단으로 병원을 빠져나갔고 수소
문 끝에 주거지를 찾았으나, 20년 전 이혼 후 주민등록번호를 전혀 사용하지 않아 확인할 수 없는 상태
로, 병원은 환자의 서명을 받아 건강보험심사평가원에 미수금대불을 청구하였다. 그러나 심사평가원과 보
건복지부는 주민등록번호가 확인되지 않는 경우에는 대불금을 지원할 수 없다고 하여, 병협 등 의료기관
은 정부가 응급환자 미수금 책임을 의료기관에 전가하고 있다고 행정소송을 준비 중이다. 데일리메디
2008년 8월 25일자 기사.

부과하고 있는 데 따른 권리와 의무를 규정하고 현실화하기 위한 제도가 마련되었다.

즉 응급상황 시에 국민의 생명과 건강을 보호하기 위한 응급의료가 경제적 사유로 인하여 적기에 응급의료를 제공받아야 할 응급환자에게 지연되거나 거부되지 않도록 하기 위해 마련된 제도가 '응급의료비미수금대불제도'이다. 하지만 현행 응급의료대불기금제도는 그 운영 등 여러 가지 점에서 본래의 취지에 맞지 않게 운영되고 있는 등 사실상 유명무실에 가깝게 운영되고 있다.

응급의료대불사업은 법 제19조에 의한 '응급의료기금'으로 운영된다. 법 제19조는 보건복지부장관으로 하여금 응급의료를 효율적으로 수행하기 위하여 '응급의료기금'을 설치하도록 하고 있으며, 이를 동법 제19조 제2항 및 동법 시행령 제12조의 규정에 의하여 건강보험심사평가원에 기금의 관리·운용에 관한 사항 중 미수금의 대불업무를 위탁하도록 하고 있다.

또한 위탁에 따른 소요비용을 위탁사업비로 하여 심사평가원에 배정, 지급하도록 하고 있다. 1994년 응급의료에 관한 법률이 제정된 후 1995년 기금이 설치되어 2002년까지 건강보험심사평가원에 위탁 관리하였으며, 응급의료비 미수금대불 사업을 주로 수행하였다. 2000년까지 초기의 응급의료대불기금은 주로 미수금의 대불에 지출되고 있었다(박영태, 2000).

2002년 응급의료에 관한 법률이 개정되어, 2003년부터 기금이 대폭 확충되어 응급의료비 미수금대불 사업을 포함하여 응급의료체계 개선사업을 다양하게 수행하게 되었으며, 기금관리의 주체도 보건복지부로 변경되었다(이신호, 2008).

응급의료기금 중 응급의료대불 사업을 위해 소용되는 비용은 '위탁사업비'로서, 동법 시행령 제14조는 위탁사업비의 용도에 대해

 ⅰ) 미수금대불에 소요되는 비용,

 ⅱ) 대불심사와 구상 등에 소요되는 인건비 및 여비,

 ⅲ) 대불심사와 구상 등에 소요되는 소모품 등 행정경비,

 ⅳ) 그 밖에 위탁업무의 수행에 필요한 비용 등으로 정하고 있다. 또한 위탁사업비는 심사평가원의 다른 회계와 구분되는 별도의 계정을 설정하여 관리하도록 하며, 위탁사업비의 회계절차 및 방법은 장관의 승인을 얻어 정하도록 하고 있다(동법 시행령 제15조).

응급의료비미수금대불제도에 대한 인지도와 만족도 조사[62]에 의하면, "응급의료비미수금대불제도에 대해 알고 있는가"에 대한 물음에 90.1%가 전혀 알지 못한다고 응답하였고, 잘 알고 있다는 응답은 1.2%로 극히 저조하였다. 또한 "응급의료비미수금대불제도가 어느 정도 필요하다고 생각하십니까"의 필요성에 대한 질문에 92.8%가 필요하다고 응답하였고, 필요하지 않다는 응답은 5.1%로 나타났다.

특히 '응급의료미수금대불제도'가 매우 필요하다는 적극적 응답은 62.4%로 높게 나타났다. 이러한 응급의료대불제도의 필요성에 대한 조사결과를 응답자 특성별로 분석하여 보면, 우선 지역별로 광주(94.4%), 경기(94.1%), 충남(96.3%) 순이었다. 특히 '매우 필요하다'는 적극적인 응답은 제주(68.2%), 서울(66.9%), 경기(65.5%)로 조사되었다.

응급의료비대불제도는 1995년 시행 이후 2006년까지 총 393개소 의료기관에서 청구되었다. 응급의료비용 대불금이 청구된 건수와 금

---

62) 보건복지부 · 국립의료원 중앙응급의료센터, 대국민 응급의료서비스 인지도 및 만족도 조사, 2006. 10. 92~95면.

액은 14,744건수에 11,410,055천 원에 이르고, 지급된 대불금 건수는 12,319건에 금액은 7,310,736천 원이다(<표 4-1>).

〈표 4-1〉 응급의료대불금 청구 및 지급 현황

(단위: 개소, 건, 천 원)

구분	청구			지급			비고
	기관수	건수	청구액	기관 수	건수	지급액	
계	393	14,744	11,410,055	369	12,319	7,310,736	
1995	4	6	3,384	4	6	1,925	
1996	25	38	56,149	24	36	33,377	
1997	41	84	144,393	42	86	114,720	
1998	62	272	505,629	61	235	302,367	
1999	72	391	583,767	72	358	428,408	
2000	101	650	781,851	97	510	448,618	
2001	127	1,011	1,087,890	128	803	719,958	
2002	97	625	952,537	97	541	567,966	
2003	127	1,283	1,656,841	123	1,027	957,918	
2004	189	1,950	1,578,633	154	1,300	778,018	
2005	211	3,158	1,810,131	232	3,219	1,442,809	
2006	231	5,276	2,248,849	231	4,198	1,490,793	

자료: 건강보험심사평가원

응급의료대불에 대한 연도별 사업추진 실적을 보면, 1995년도 2백만 원, 1996년도 3천3백만 원, 1997년도 1억 1천4백만 원, 1998년도 3억 2백만 원, 1999년도 4억 2천9백만 원, 2000년도 4억 4천9백만 원, 2001년도 7억 2천만 원, 2002년도 5억 6천8백만 원, 2003년도 9억 6천만 원, 2004년도 7억 8천2백만 원, 2005년도 14억 4천9백만 원으로 나타났다. 또한 2006년 및 2007년도 예산안은 각각 2,241백만 원과 2,686백만 원으로 나타났다(<표 4-2>).

〈표 4-2〉 응급의료 기금총액 및 사업실적

(단위: 백만 원)

구분	1995	'96	'97	'98	'99	2000	'01	'02	'03	'04	'05	'06	'07
기금총액	1,674	2,359	2,503	3,801	4,255	4,524	4,597	4,806	47,822	53,401	60,276	63,229	52,962
사업실적	2	33	114	302	429	449	720	568	960	782	1,449	2,241	2,686

자료: 1995~2005년: 결산자료, 건강보험심사평가원, 제256회 국정감사자료
2006~2007년: 예산안, 보건복지부, 2007년도 응급의료기금 운영계획

　1995년부터 응급의료대불금으로 청구된 건의 청구금액을 살펴보면, 10만 원 미만 건이 49.2%로 가장 높고, 10만 원 이상 50만 원 미만 건이 27.3%로 그 뒤를 이었다. 즉 응급의료대불금 청구금액을 50만 원을 기준으로 미만 건은 76.5%에 달하였고, 50만 원 이상 건은 23.5%에 해당하였다.

　1,000만 원이 넘는 건은 1.3%로 극소수에 해당하였다. 즉 의료기관 등에서 심사평가원에 응급의료대불금으로 청구하는 금액은 대부분 50만 원 미만의 소액에 해당하는 것으로 나타났다(<표 4-3>).

〈표 4-3〉 응급의료대불금 청구금액별 분포(1995년 이후)

구분	청구금액구간	비율(%)	비고
	계	100	
50만 원 미만	10만 원 미만	49.2	76.5%
	10만 원 이상~50만 원 미만	27.3	
50만 원~1,000만 원	50만 원 이상~100만 원 미만	6.8	22.2%
	100만 원 이상~150만 원 미만	3.8	
	150만 원 이상~200만 원 미만	2.5	
	200만 원 이상~250만 원 미만	2.0	
	250만 원 이상~300만 원 미만	1.3	
	300만 원 이상~500만 원 미만	3.2	
50만 원~1,000만 원	500만 원 이상~1,000만 원 미만	2.6	22.2%
1,000만 원 이상	1,000만 원 이상	1.3	1.3%

자료: 건강보험심사평가원, 국정감사제출 자료(www.hira.or.kr)

응급의료비미수금대불제도는 인식도와 만족도조사는 물론 예산의 규모나 사업실적에서도 활성화되지 못하고 있는 것으로 나타났다. 우선 본 제도의 인식도 만족도 조사결과는 응급의료비미수금대불제도의 필요성이 강하게 요구되고 있는 반면, 낮은 인지도 등 활성화되지 못하고 있음을 알 수 있다. 따라서 본 제도는 널리 알려지지 못하였거나 알려졌다 하더라도 잘못 인식되어 있는 등 이용을 기피하고 있는 것으로 조사결과는 밝히고 있다(범경철, 2003. 6.).

또한 기금의 규모나 사업실적 측면에서도 미흡하게 운영되고 있는 것을 알 수 있다. 이를 위해 관련 분야의 예산 등과 비교해 보면 다음과 같다. 2005년도 한 해 우리나라 국가예산은 약 130조억원에 이르고 있다.

이 중 보건의료 분야에 해당하는 예산은 3천억 원이며, 응급의료기금의 규모는 약 600억 원이다. 이에 반하여 응급의료비미수금대불기금의 규모는 약 14억 원인데, 이는 응급의료 분야 기금의 2%, 보건의료 분야 예산의 0.46%, 국가예산의 0.001%에 해당하는 낮은 비중을 차지하고 있음을 알 수 있다.

이처럼 응급의료비의 대불제도가 활성화되지 못하고 부실하게 운영되는 원인으로는 국민들에 대한 홍보부족 등 운영상의 문제가 있지만, 더욱 중요한 것은 본 제도의 도입 목적과 취지 등에 대한 이해를 잘못하고 있다는 점을 지적할 수 있다.[63]

---

63) 2004년도 국정감사 시정 및 처리요구 처리결과보고서를 보면, 국회의 응급의료 대불기금의 이용실적 저조에 대한 지적에 보건복지부는 이를 활성화하기 위한 홍보강화와 의료기관 참여를 위한 정책의 필요성을 시정·처리요구사항으로 제시하였다. 이에 홍보와 응급의료기관 소집교육 및 간담회를 실시하여 전년 대비 건수가 50% 증가하여 시정처리요구사항 조치가 완료되었다고 보고하였다. 2004년도 국정감사 시정 및 처리요구 처리결과보고서에도 동일하게 제도 안내 및 홍보를 실시하였고, 이로 인하여 2005년도 상반기 대불금 지급실적이 약 7억 원으로 2004년도 지급실적 7억 8천만 원을 상회한다고 보고하고 있다. 또한 응급의료비용 대불금 결손처분 근거마련(2005. 8. 12.)을 하였는데, 이는 응급의료비용 대불금에 대한

따라서 응급의료기금이 본래의 목적을 달성할 수 있기 위해서는 관련법과 제도의 근본적인 변화와 개선이 요구된다고 할 수 있다. 본 제도는 응급환자의 생명과 건강을 보호하여 국민의 실질적 권익을 보장하는 것을 목적으로 하는 유익한 제도인 만큼 대불제도가 활성화될 수 있도록 하여야 한다.

5. 법리적 고찰

응급의료대불제도는 삶과 죽음의 기로에 선 응급환자에게 신속하게 응급의료를 제공함으로써, 지연되거나 거부되는 응급의료로부터 응급환자의 생명과 건강을 보존하기 위한 필수적인 제반조치라 할 수 있다. <그림 4-1>은 이러한 응급의료대불제도의 관계와 절차를 보여 주고 있다.

도덕적 해이를 방지하기 위해 상환 불가능한 대불금 결손처분 실시, 재산 및 소득 파악 등을 통한 적극적 사후관리로 상환율을 제고하겠다는 개선사항을 제시하였다. 보건복지부, 2005년도 국정감사(자료Ⅴ) 보건복지위원회의원요구자료(한나라당 공동요구자료), 2005. 9. 222면.

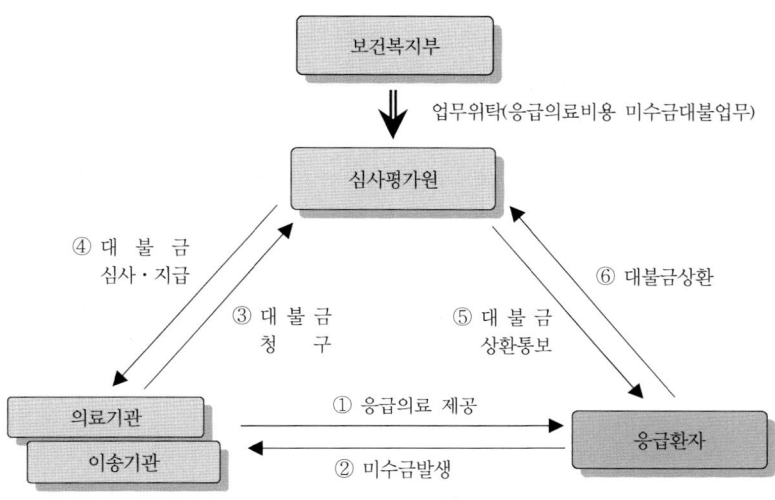

자료: 보건복지부 · 건강보험심사평가원, 응급의료비용 미수금대불제도(교육자료), 2006. 4.

〈그림 4-1〉 응급의료대불 절차도

가. 당사자 관계

응급의료대불제도는 모든 환자가 아닌 응급환자에 한하여 대불을 실시하는 것이다. 이러한 응급환자에 대해서는 본 법 제2조 제1호에서 "질병, 분만, 각종 사고 및 재해로 인한 부상이나 기타 위급한 상태로 인하여 즉시 필요한 응급처치를 받지 아니하면 생명을 보존할 수 없거나 심신상의 중대한 위해가 초래될 가능성이 있는 환자 또는 이에 준하는 자"라 정의하고, 이에 대해 동법 시행규칙 제2조(응급환자)에서는 구체적으로 응급증상 및 이에 준하는 증상에 해당하는 경우를 동법 시행규칙 별표 1에서 규정함과 동시에 그에 해당하는 증상으로 진행될 가능성이 있다고 응급의료종사자가 판단하는 증상을 응급환자라 할 수 있다.

응급의료대불제도의 당사자는 응급환자, 의료기관, 심사평가원 등이라 할 수 있다. 다만 본 제도에 의한 미수금대불은 모든 환자에게 적용되는 것이 아니라 응급의료에 관한 법률이 정하고 있는 '응급환자'라는 일정한 조건과 '응급처치비용' 및 '응급진료비'의 범위 내에서 한정적으로 대불하는 제도이다.[64]

나. 응급대불제도의 법적 성격

1) 의료체계 구축을 통한 건강보호 실현

응급의료에 관한 법률은 의료법과는 별도로 '응급환자'에 대한 생명과 건강을 보호하고자 하는 목적으로 제정되었다(배현아, 2006). 현행 우리나라 보건의료관련법체계 구분상 '보건의료체계의 관리'로 분류하는 견해에 따르면, 국가가 국민의 생명과 건강을 보장하기 위한 방안 중 하나로서 보건의료체계 구축을 통해 보장하는 것이 있다.

응급의료종사자에게 응급진료의 의무를 부과하고 이를 이행하기 위한 제반여건을 마련하는 것은 보건의료체계 구축을 통한 국민의 생명과 건강을 보장하는 것이라 할 수 있다. 하지만 의사에게 일방적으로 의무만 부과하고, 부여한 의무이행을 위한 여건을 마련해 주지 않는다면, 의사는 응급환자의 진료를 거부하거나 지연하게 될 것이고, 이는 곧 응급환자의 생명과 건강에 위협이 될 것이다. 이러한 응급상태의 환자가 진료비 부담 여부를 판단하기에 앞서 신속하게 응급의료를 받을 수 있도록 하게 함으로써, 나아가 국민의 생명과 신체

---

64) 건강보험심사평가원, 응급진료비 대불제도, 의료보험 130, 1999. 3. 21~23면.

를 보호하도록 하기 위한 것이다.

이처럼 의료보장체계가 그 기능을 잘 수행할 수 있으려면 보건의료자원의 생산과 관리에 대한 법률뿐만 아니라 이런 자원을 체계적으로 운영하도록 관리·감독하는 등의 일정한 체계를 마련하고 관리하는 것이 필수적인데 이러한 기능을 수행하는 것이 응급의료에 관한 법률이다(유호종·손명세, 2002).

따라서 응급의료대불제도의 성격은 민법상 채무불이행에 따른 금전대출성격이나, 극빈자나 저소득층을 위한 공공부조의 성격이 아니라, 의료기관이나 구급차를 운용하는 자가 응급환자를 기피하는 현상이 발생하지 않도록 하기 위한 것임과 아울러서 의료진에게 응급환자에 대한 치료중단금지의무를 더욱 강하게 부과(이정원, 2004)할 수 있도록 하기 위한 의료체계 구축을 통한 국가의 건강보호의무 실현의 성격을 가지고 있다고 보아야 한다.

2) 응급의료대불청구권의 법적 성질

의료에 있어서도 채권관계가 성립하게 되는데, 의료행위의 경우는 환자 또는 환자가족의 진료 위탁이 있고 이를 의사가 승낙함으로써 시작된다(문국진, 1997). 이러한 의료계약에 따라 각 당사자인 의사와 환자는 일정한 계약상의 의무를 지게 되는데, 이 중 환자의 의료비지급의무는 의사의 의료행위에 대한 반대급부로서 의료계약상 의사에 대하여 환자가 지는 가장 중요한 의무이다(이덕환, 2003).

따라서 의료계약에 따른 의료비의 채무자는 환자라 할 수 있고, 채무의 이행을 주장하는 채권자는 의료기관이라 할 수 있다.

본 청구권의 법적 성격은 공법과 사법상의 성격이 혼재되어 있는 특징을 가지고 있다. 의사와 환자의 사법상 관계에서 공익적 필요성에 의해 정부가 개입하는 구조이다. 다만 보건복지부를 사인으로 보아 민사적 관계로 파악한다면, 본 청구권의 성격은 다수당사자의 채권관계로 보아야 한다.

즉 응급의료비미수금에 대해 다수의 채무자가 있게 되는 관계로서, 우리민법은 이러한 다수당사자의 채권관계로서 분할채권관계, 불가분채권관계, 연대채무 및 보증채무를 인정하고 있다(곽윤직, 1992). 이 중 본 청구권은 보증채무의 성격을 가지고 있다고 볼 수 있다.

보증채무란 주된 채무와 동일한 내용의 급부를 내용으로 하며, 주된 급부의 이행이 없으면 그것을 이행함으로써 주된 채무를 담보하는 채무를 말한다(지원림, 2008). 이러한 보증채무에서 보증인은 주채무자가 이행하지 아니하는 채무를 이행할 의무를 진다.

따라서 하나의 급부에 대해 주채무자와 보증인(보증채무자) 2인의 채무자가 각각 독립된 채무를 지는 점에서 다수당사자의 채권관계에 속하는 것이다. 이처럼 보증채무는 주채무와는 독립된 별개의 채무로 구성되어 있지만, 주채무의 이행을 담보하는 것을 목적으로 하는 점에서 주채무에 종속하는 성질도 함께 가지며, 부종성이 없는 분할채무, 불가분채무, 연대채무와 구별된다고 할 수 있다.

보증채무의 법적 성질은

ⅰ) 보증채무는 주채무와 별개의 독립한 채무인 점(독립성),

ⅱ) 하나의 급부에 대해 주채무와 보증채무가 있는 것이므로, 보증채무는 주채무와 동일한 내용의 급부를 목적으로 하는 점(내용의 동일성),

iii) 보증채무는 주채무의 이행을 담보하는 것을 목적으로 하는 점에서 주채무와 주종관계에 있는 점(부종성),

iv) 보증인은 '주채무자가 이행하지 아니하는' 채무를 이행할 의무를 지는 것이므로(민법 제428조 제1항), 주채무자가 1차적으로 급부의무를 지고, 그 이행이 없을 때에 보증인이 2차적으로 이행의무를 부담하는 보충성을 가져, 보증인에게 최고·검색의 항변권을 인정하는 점(보충성) 등의 특성을 가진다(김준호, 2007).

또한 보증인의 변제는 채권자에 대한 관계에서 자기 보증채무의 이행이지만, 주채무자와 내부관계에서는 실질적으로 주채무자의 채무를 대신 이행한 것이라고 할 수 있으므로, 구상권이 발생한다(지원림, 2008).

응급의료비미수금대불청구권은 응급의료에 관한 법률 제22조의 규정에 의하여 청구할 수 있는바, 응급의료에 관한 법률 제22조는 의료기관과 구급차 등을 운용하는 자는 응급환자에게 응급의료를 제공하고 이에 대한 비용을 지불받지 못하였을 경우 그중 응급환자 본인이 부담하여야 하는 금액에 대하여 건강보험심사평가원장에게 대불을 청구할 수 있다고 규정하고 있다. 이러한 점을 고려하여 볼 때, 청구권은 다음과 같은 측면에서 보증채무의 성격을 가진다고 볼 수 있다.

우선 현행 청구권은

ⅰ) '의료기관 등이 응급환자에게 응급의료를 제공하고 이에 대한 비용을 지불받지 못하였을 경우'(민법 제22조 제1항)에 청구할 수 있는 부종성 및 보충성을 가지고 있다.

ⅱ) '응급환자 본인이 부담하여야 하는 금액'에 대하여 청구할 수 있으므로 보증채무의 성질상 동일성도 가지고 있다.

iii) 동법 시행령 제20조 제1항 및 시행규칙 제10조의 규정에 의하여 응급의료미수금대불을 청구할 때 제출하는 서류 중에 '환자 또는 그 보호자의 응급진료비 미납 확인서'를 제출하도록 하고 있어 이는 일종의 보증채무상의 최고·검색의 항변권을 인정하고 있는 것이라 볼 수 있다(보충성).

iv) 나아가, 동법 제22조에서는 심사평가원장이 미수금을 대불한 경우에는 응급환자 본인, 부양의무자 등에 대해 구상권을 가지는 점을 볼 때, 응급의료미수금대불청구권은 현행 민법상의 보증채무 성격을 가지고 있다고 볼 수 있다.

다. 대불의 범위

응급의료대불제도에 의해 적용되는 응급의료비는 응급환자에게 제공된 응급의료비용 중 응급환자 본인이 부담하는 비용이라 할 수 있다.

법률 제2조 제2호에서 '응급의료'를 정의함에 있어 응급의료라 함은 응급환자의 발생부터 생명의 위험에서 회복되거나 심신상의 중대한 위해가 제거되기까지의 과정에서 응급환자를 위하여 행하여지는 상담, 구조, 이송, 응급처치 및 진료 등의 조치를 말한다고 규정함으로써, 본 법률에 의해 응급대불이 적용되는 응급상황은 '응급환자의 발생부터 생명의 위험에서 회복되거나 심신상의 중대한 위해가 제거되기까지'라 할 수 있고, 이때 응급의료비용이라 함은 응급증상 및 응급에 준하는 증상이 있는 자가 의료기관의 응급실 등에서 최초로 진료를 받기 시작한 날부터 그 증상이 완화되어 응급의료가 종료된 날까지 발생한 비용이라 정하고 있다.

또한 동법 시행규칙 제19조(미수금대불의 범위)에서는 법 제22조의 규정에 의한 미수금대불은 의료기관의 응급의료비용과 이송처치료로서 이 중 응급환자 본인이 부담하여야 하는 비용이다. 즉 응급환자가 응급의료를 적용받고 그 위해가 제거되기까지의 진료와 관련된 비용 중 건강보험 및 의료급여 등 다른 법령에 의해 지급받는 비용을 제외한, 본인이 지불해야 하는 비용을 말한다고 할 수 있다.

라. 신청, 심사 및 지급 절차

의료기관 등은 응급환자에 대해 응급의료를 실시하고 미수금이 발생하면 심사평가원에 응급의료대불을 신청할 수 있다. 이에 심사평가원장은 청구된 대불금에 대해 일정한 심사를 거친 후 대불금을 지급한다.

의료기관과 구급차 등을 운용하는 자는 응급환자에게 응급의료를 제공하고 이에 대한 비용을 받지 못하였을 경우, 진료종료일 또는 이송종료일부터 3년 이내에 심사평가원장에 대해 미수금의 대불청구를 하여야 한다(동법 시행령 제20조). 또한 동법 시행규칙 제10조에서는 미수금대불청구 시 별지 제4호 서식의 응급환자진료비(이송처치료) 미수금대불청구서와 관련 구비서류를 첨부하여 심사평가원장에게 제출하여야 한다고 하고 있다.[65]

대불금 지급범위는 의료기관 등의 대불청구 내역을 심사한 후 산출된 금액으로 한다고 하여, 대불금이 지급되는 것은 대불청구 내역을 장관이 정하는 기준에 따라 심사한 후 산출된 금액을 대불금으로

---

65) 응급의료비미수금대불청구심사기준(보건복지부 고시 제2003-64호, 2003. 11. 4.) 제3조.

지급하도록 하고 있다.

이때 장관이 정하는 기준이라 함은 동법 시행규칙 제9조에 규정되어 있는 것으로서, 심사평가원장은 의료기관 등으로부터 미수금대불청구를 접수한 때에는 수가대조, 비용산출의 적정성, 의료행위 적정성 및 공정성을 가지고 심사를 하게 된다. 먼저,

ⅰ) 수가대조심사는 응급진료비 및 이송처치료 산출내역서를 응급의료수가기준, 국민건강보험법령의 요양급여비용산정기준 및 의료급여법령의 의료급여수가의 기준 및 일반기준과 대조하여 심사하는 것이다.

ⅱ) 둘째, 의료행위의 적정성 및 공정성 심사는 의약학적 측면과 비용 효과적 측면을 고려하여 심사하며 의약학적·전문적 판단이 요구되는 사항과 공정한 심사를 위해 심사평가원에 소속된 진료비심사평가위원회의 의약학적인 측면과 비용 효과적인 측면에서 응급의료를 적정하게 행하였는지의 여부를 심사한다.

ⅲ) 셋째, 비용산출의 적정성 심사는 응급의료비용 및 이송처치료 산출의 적정성 여부를 심사한다.

마. 구상권

응급의료대불제도는 보건복지부가 환자를 대신하여 응급의료비를 청구기관에 지급하는 것으로 종료하는 것이 아니라, 지급된 이후 환자(또는 보호자)로부터 대불금을 상환받아야 비로소 종료되는 제도이다.[66] 이에 따라 미수금을 대불한 경우 보건복지부장관은 대불 대상자에 대해 대불금을 구상할 수 있다.

보건복지부장관은 이러한 대불금 제도에 대해 청구부터 심사, 지급 및 환수에 이르기까지 절차와 심사를 마련하고 있고, 대불금을 추심하기 위한 구상권제도를 법 제22조 제2항 및 동법 시행령 제21조에서 규정하고 있다. 이러한 대불금 구상권행사에 있어 그 상대방의 범위가 중요하다 할 수 있는바, 대불금 구상권행사의 상대방은 응급환자 본인, 부양의무자 또는 다른 법령에 의한 진료비 부담의무자로 동법 제22조에 규정하고 있다.

이러한 대불금 구상권행사 상대방의 범위에 대해, 동법 시행령 제18조에서는 대불대상자의 예외규정을 두어, 본 규정에 해당하는 경우는 대불대상자가 될 수 없도록 하고 있다. 예외규정은 먼저, i) 다른 법령에 의하여 응급의료행위에 대한 비용 전액을 지급받는 자와 ii) 다른 법령에 의하여 응급의료비용의 일부를 지급받는 자로서 그 나머지 응급의료비용을 부담할 능력이 있는 자로 규정하고 있으므로, 이에 대한 입증자료로 환자 또는 보호자의 미납확인서를 대불청구시 구비하도록 동법 시행규칙 제10조에서 정하고 있다.

바. 이의신청

현행 응급의료대불제도에 대한 권리구제는 보건복지부 고시인 '응급의료비미수금대불청구심사기준(이하 "고시"라 한다)'에 규정되어 있다. 본 고시는 법 제22조 제2항 및 동법 시행규칙 제9조 제2항의 규정에 의하여, 응급의료비 미수금대불청구에 대한 심사기준을 규정하

---

66) 건강보험심사평가원. 응급진료비 대불제도, 의료보험 130, 1999. 3. 21~23면.

기 위하여 마련된 심사기준에 대한 고시이다. 즉 고시 제10조(이의신청) 제1항은 "대불청구금 심사결과에 이의가 있는 경우 이의신청서에 관련서류를 첨부하여 이의신청을 할 수 있다."고 이의신청에 대해 규정하고 있다.

동 조 제2항에서는 "심사결과 및 지급통보서가 당해 의료기관 등에 도달한 날부터 90일 이내에 하여야 한다."고 이의신청을 제기할 수 있는 기간에 대해서도 규정하고 있다. 그리고 동 고시 제11조에서는 이렇게 제기된 이의신청에 대해 이의신청을 받은 날부터 60일 이내에 결정하도록 심의기간을 정하고 있고, 30일의 범위 안에서 그 기간을 연장할 수 있다고 하고 있다.

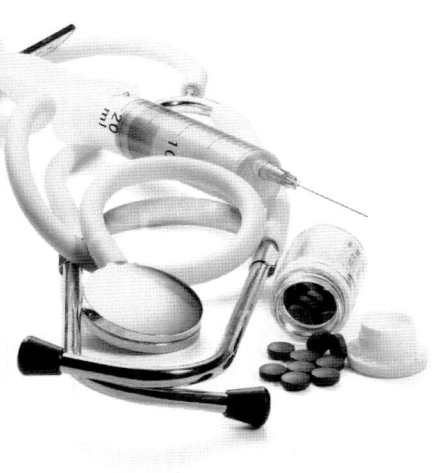

제2절
응급대불청구권의 적격성

1. 적용대상의 확대

법에서는 모든 국민은 응급의료를 받을 권리가 있고, 이에 경제적 사유로 차별받지 않는다고 규정하고 있다. 하지만 관련된 국정감사자료를 보면, 의료기관 등이 응급의료대불을 청구하는 주요 경우로는 ① 가족, 친족 등 보호자(부양의무자)를 알 수 없는 경우, ② 행려자, ③ 주민등록말소자, ④ 경제적 빈곤자(의료급여수급권자 등), ⑤ 외국인 등으로 보고하고 있다.[67]

이는 보건복지부가 법에서 정한 '모든 국민'의 대상범위를 하위법령에서 대상범위를 축소시킨 결과로 보인다. 즉 동법 시행령 제18조는 법 제22조의 규정에 의한 미수금대불의 대상에 대해 위임받은 세

---

67) 국정감사 건강보험심사평가원 제출 자료: http://www.hira.or.kr.

부사항을 규정하고 있는바, 그 제외되는 대상을 시행령 제18조에서 "다른 법령에 의하여 응급의료행위에 대한 비용 전액을 지급받는 자"와 "일부를 지급받되 나머지에 대해서는 부담능력이 있는 자"로 규정하여 대상을 축소시키고 있는 것이다.

최초 대불금의 대상은 사실상 대불금지급의 범위에 해당하는 사항만을 규정하고 있었다. 제정된 시행령(대통령령 제14496호, 1994. 12. 31.) 제20조에서는 미수금대불의 대상에 대해 '이송처치료'와 '의료기관의 응급실에서 응급의료개시일로부터 15일 이내 제공하는 본인 부담의 응급의료비용'으로 하고 있다.[68] 하지만 2000년 전문개정 시 보건복지부는 응급의료대불 대상자의 범위를 축소시켰다.

전문 개정된 시행령(영 제16885호, 2000. 7. 1.) 제14조 제2호의 규정에서는 응급의료미수금대불 대상에 해당하지 아니하는 자로 '응급의료비용을 부담할 능력이 있는 자'를 규정[69]함으로써, 응급의료대불의 대상에 제한이 되었다. 이는 응급의료대불제도의 성격을 '모든 국민의 응급의료대불제도'에서 '일부 경제적 빈곤층을 위한 응급의료대불제도'로 전환을 시켰다고 할 수 있다.

개정 당시는 보라매병원사건이 발생하고 그 재판이 진행 중인 때였고, 국민건강보험이 전 국민 건강보험으로 새롭게 탄생하는 시기였으며, 의료급여제도도 존재하던 때였다. 여기서 응급의료대불제도가 의료비 지급이 곤란한 자들에 대해 대불하여 주는 것이지만, 중요한 것은 경제적으로 빈곤한 자만을 위해 의료비를 지원하는 제도가 아니라는 점이다.

---

68) 응급의료에 관한 법률시행령(대통령령 제14496호, 1994. 12. 31.) 제20조(미수금대불의 대상 등).
69) 응급의료에 관한 법률시행령(대통령령 제16885호, 2000. 7. 1.) 제14조.

즉 응급의료제도나 응급의료대불제도, 나아가 본 법률은 모든 국민을 대상으로 정하고 있는 것이지, 경제적으로 빈곤자를 구제하기 위한 것은 아닌 것이다. 만일, 경제적 빈곤자를 위한 것이라면 이는 '기금'이 아닌 국가 차원에서 '국가예산'으로 감당하여야 하는 것이며, 이는 의료급여제도나 국민기초생활보장제도, 긴급복지비원제도 등 사회보장제도 분야에서 담당하여야 하는 것이기 때문이다.

응급의료대불제도는 모든 응급환자는 신속히 응급의료를 제공받을 수 있도록 한 것이며, 이를 위해 응급의료종사자에게 응급의료 제공과 중단금지 등 일정한 의무를 부과하고 있고, 이러한 응급의료의 인력과 시설 장비 등 대부분이 민간에 의해 운영되는 점과 응급환자 혹은 그 부양의무자가 경제적 사정 등으로 응급환자의 생명과 신체의 이익에 반하는 의사결정을 하지 않도록 하기 위함이며, 혹여 응급환자의 가족이나 부양의무자가 그러한 결정을 하더라도 응급의료종사자는 이에 개의치 말고 주어진 응급의료 제공 의무를 충실히 수행할 수 있도록 하기 위함이다.

또한 '경제적 사정 등'을 이유로 차별받지 아니한다고 법률에서 규정하고 있고, 이는 '빈곤'이나 '가난' 등이 아닌 '경제적 사정'임을 분명히 하고 있다. 즉 생명과 건강을 보호하는 데 있어 '경제적 사정'이 우선 고려될 수 없음은 당연하다 할 것이다. 즉 가난하거나 빈곤하다 하여 응급의료의 권리를 불평등하게 받지 않을 권리가 있으며, 이는 곧 부유하거나 풍족하다 하여 불평등한 응급의료를 제공받아야 하는 것을 의미하지 않는다.

또한 대불금제도가 대불금에 대해 추후 환수할 수 있고 구상권을 가지고 있음에도 대불금 대상에서 '부담능력이 있는 자'라고 규정하여, 미수금대불의 대상을 법에서 정한 범위를 축소시키는 것은 불합리하다. 더욱이 '부담능력이 있는 자'의 정의와 범위도 모호하다. 이러한 부담능력 여부는 응급상황에서는 알 수가 없어, 결국 응급의료 제공자 및 의료기관 등에 응급의료 제공의 의무를 비롯하여, 부담능력 여부 판단의무, 응급의료비 환수부담, 대불금 심사·지급 지연으로 인한 이자손실 등 행정부담까지 전가시키고 있는 것이라 볼 수 있다.

2. 외국인 적용에 대한 법적 근거 마련

현행 법 제2조의 응급의료를 적용받을 수 있는 범위를 광범위하게 정하고 있음은 본 법률의 제정목적상 타당하다고 할 수 있다. 하지만 본 법률의 대상을 국민으로 정하고 있고, 이는 '외국인'은 본 법률의 적용대상이 아님은 법률해석상에 오류는 없다고 본다.

다만 지금까지(1995년 10월~2005년 12월) 외국인에게 지급된 응급의료비 대불금은 총 13억 원으로 전체 지급액의 1/4에 해당하는 액수이고, 외국인에 대한 응급대불금은 일반 접수 건당 청구액에 비하여 그 액수가 큰 것이 특징이다. 즉 일반 청구 건당 비용이 968천 원인 반면, 외국인의 응급의료대불금 건당 평균은 6,225천 원으로 그 차이가 크다. 이처럼 외국인의 응급의료대불금 건당 지급액수가 내국인보다 높은 이유는 국민건강보험이 적용되지 않기 때문이다. 즉 응급대불제도가 본인 부담금 부분에 대해서만 대불하는 이유로, 건강보험을 적용받지 못하는 외국 근로자나 불법체류자는 본인 부담금이 높아, 외국인에 대한 응급대불금 지급액이 높아진 것으로 해석된다.

하지만 외국인의 건당 대불금 지급액수가 높은 데에 반하여, 심사평가원이 구상한 건수는 총 3건에 금액은 3천5백만 원으로 지급금액 대비 구상금액은 2.5%밖에 되지 않는다(안민경, 2006). 이처럼 외국인은 응급의료대불제도에 큰 부분을 차지하고 있음에도 불구하고, 외국인에 대한 응급의료대불제도 적용의 법적 근거가 없다. 즉 현행 응급의료에 관한 법률에서는 그 대상에 대해 '모든 국민'이라 정하고 있는바, '모든 국민'에 외국인이 포함되는지 여부에 대해 검토가 필요하다 하겠다.

응급의료대불을 포함한 응급의료에 대한 권리는 헌법상 보장된 기본권 중 생존권적 기본권에서 근거를 찾을 수 있겠다. 생존권적 기본권을 향유할 수 있는 자를 기본권의 주체라 볼 때, 헌법이 규정한 기본권은 원칙적으로 모든 국민에 대하여 보장된다고 볼 수 있다.

따라서 헌법이 보장하는 기본권의 주체에 외국인이 포함될 수 있는가가 문제 된다. 이때 외국인은 한국 국적을 갖지 않은 자로서, 외국의 국적을 가진 자뿐만 아니라 무국적자를 포함하는 개념이다. 이러한 외국인에 대해, 헌법은 "외국인은 국제법과 조약이 정하는 바에 의하여 그 지위가 보장된다"고 규정하고 있을 뿐이다.

기본권의 성격상 천부인권적인 자연권은 국가와 무관한 인간의 생래적 권리이므로, 국적에 관계없이 인정된다고 볼 수 있다. 따라서 자연권은 외국인에게도 인정된다 하겠다. 자연권인 인간으로서의 존엄과 가치·행복추구권은 외국인에게도 인정되기 때문에 외국인의 기본권의 본질적 내용은 침해할 수 없다.

또한 인간의 권리로서의 평등권은 당연히 외국인에게도 인정되나, 정치적 평등 등에 대한 합리적 차별은 가능하다 할 것이다. 따라서 자연권과 같은 초국가적인 기본권은 당연히 외국인에게도 인정된다고 보아야 한다. 이에 대해 생존권은 국가내적 시혜의 권리이므로 외국인에게는 인정되지 않는다는 일본의 판례가 있기는 하나, 다수설은 생존권의 성질에 입각한 것이라기보다는 입헌정책의 문제로 보고 있다(김철수, 2008).

이처럼 응급의료의 제공은 자연권적인 기본권으로서 외국인에 대한 적용은 당연하다 할 것이나, 응급의료대불제도가 이에 부합하는 근거로 제시되기에는 명확하지 않다고 하겠다. 따라서 현행은 응급의료대불제도의 외국인 적용에 대한 법적 근거 없이 시행하고 있는 데에 따른 책임을 면하기 어려우며, 조속히 외국인을 응급의료대불 대상 적용 여부를 검토하여 관련법령의 개정조치를 통해 법적 근거를 마련하여야 한다.

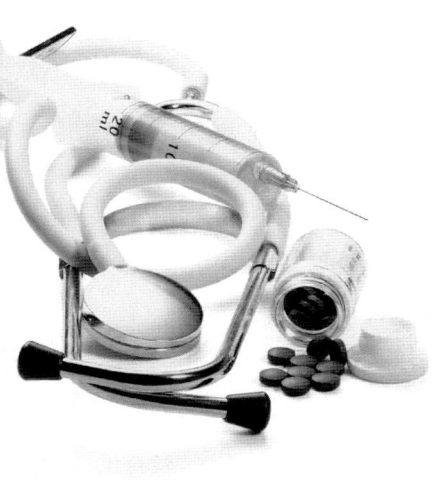

제3절
청구권 보호 강화

현행 보증채무 성격을 가지고 있는 응급의료비미수금대불청구권을 연대보증 성격으로 전환하여 의료기관 등의 응급의료비용의 채권을 보호할 필요성이 있다. 연대보증이라 함은 보증인이 주채무자와 연대하여 채무를 부담하는 보증채무의 일종이다. 연대보증은 주채무에 종속하는 부종성을 가지는 점에서는 일반 보증채무와 다름이 없으나, 보충성이 없어서 보증인이 최고 및 검색의 항변권을 가지지 않는다는 점에서, 채권자의 권리가 강화되어 있다는 데 그 특색이 있는 보증채무이다. 즉 연대보증인은 주채무자와 연대하여 채무를 부담하여야 하므로 보충성이 없고, 이에 따라 최고 및 검색의 항변권이 인정되지 않는 성질을 가지고 있다(김대정, 2007).

응급의료대불청구권의 성격을 현행 보증채무 성격에서 연대보증 성격으로 전환할 필요성이 있다는 주장에 대한 근거는 다음과 같다. 우선,

ⅰ) 현행 응급의료대불청구권은 응급환자의 치료비를 무상으로 변제하는 것이 아니라 대신 지불하고 구상권을 가지는 점,

ⅱ) 제도의 취지가 응급환자의 진료비 보전이 아닌 응급의료기관 및 응급의료종사자의 신속한 응급의료 제공의 유도에 있는 점,

ⅲ) 응급의료체계 구축을 위해 응급의료종사자에게 일정 의무를 부과한 데에 따른 수행여건 마련의 국가의무 이행인 점,

ⅳ) 동법 제22조의 2의 규정과 같이 응급의료기관에 비하여 보건복지부는 미수금심사, 대불금 구상 및 결손처분 등 우월한 입장에 있는 점 등을 볼 때, 국가의 의무를 강화하고 응급의료비에 대해 채권자인 응급의료기관을 두텁게 보호하여야 한다고 판단된다.

이러한 차원에서, 응급의료대불금청구권은 현재 보증채무의 성격에서 연대보증채무로 전환하여, 응급의료기관으로 하여금 응급의료진료비를 응급환자와 보건복지부를 선택적으로 청구할 수 있도록 하여야한다. 즉 발생한 응급의료비의 본인 부담금에 대해 응급환자 본인이 주채무자가 되며, 보건복지부는 연대보증채무를 지게 하여야 한다.

따라서 보건복지부에 청구할 수 있는 청구권은 현재의 보증채무보다 응급의료기관을 두텁게 보호하여, 의료기관으로 하여금 국가가 부여한 응급의료 제공서비스의무를 충실히 이행할 수 있는 제반여건을 마련해 주어야 한다.

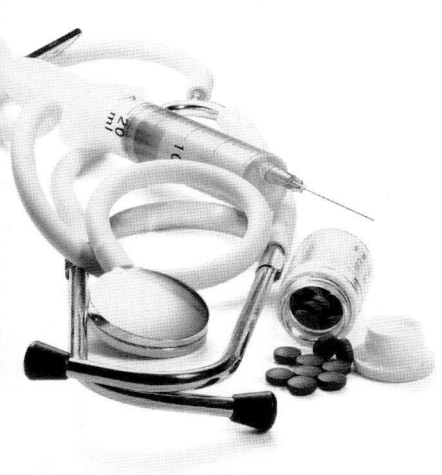

제4절
대불심사제도의 타당성 재고

　법 제22조 제2항의 규정에 의한 미수금의 대불청구에 대한 심사기준은 동법 시행규칙 제9조의 규정에 의한 대불청구의 심사기준에 그 세부사항을 규정하고 있다. 동법 시행규칙 제9조에서는 대불금의 청구 시 심사에 대한 기준으로 '의약학적 측면', '비용 효과적 측면'에서 응급의료를 적정하게 행하였는지 여부, 또한 대불청구의 대상인 응급진료비 및 이송처치료 산출의 '적정성 여부' 등의 기준을 규정하고 있다.

　또한 법 제22조 제2항 및 동법 시행규칙 제9조 제2항의 규정에 의한 응급의료비미수금대불청구에 대한 심사기준은 보건복지부 고시[70]인 '응급의료비미수금대불청구 심사기준'에서 청구방법 및 서식 등을 규정하고 있다.

---

70) 응급의료비 미수금대불청구 심사기준(보건복지부 고시 제2008-52호, 2008. 6. 10.).

> **[응급의료에 대한 법률 시행규칙(2003. 2. 10. 보건복지부령 제239호)] 제9조(대불청구의 심사기준)**
> ① 법 제22조 제2항의 규정에 의한 미수금의 대불청구에 대한 심사기준은 다음 각 호와 같다.
> 1. 의약학적인 측면과 비용 효과적인 측면에서 응급의료를 적정하게 행하였는지의 여부
> 2. 대불청구의 대상인 응급진료비 및 이송처치료 산출의 적정성 여부
> ② 그 밖에 대불청구의 심사에 관한 세부적인 기준은 보건복지부장관이 정하여 고시한다.

응급의료대불제도에 대한 심사기준은 2003년 시행규칙 개정을 통해 시행되었다. 개정 전 시행규칙은 대불금제도에 대해 '미수금대불의 신청시기'와 '미수금대불의 청구방법'에 대해서만 규정하고 있었는데, 2003년 2월 전문 개정된 시행규칙(보건복지부령 제239호)에서는 '대불청구의 심사기준 제9조'를 규정하여, 대불청구의 심사기준으로 '의약학적인 측면'과 '비용 효과적인 측면'에서 응급의료를 '적정'하게 행하였는지의 여부와 대불청구의 대상인 응급진료비 및 이송처치료 등 '비용산출의 적정성 여부'를 마련하였다. 이러한 응급의료대불 심사제도에 관한 심사평가원 내부자료 <표 4-4>에 의하면, 응급의료비 대불청구금액 접수 후 지급까지의 평균 소요일수는 2001년 59일, 2002년 82일, 2003년 76일로 약 2개월 정도가 소요되었으나, 2004년에는 평균 157일이 소요된 것으로 조사되었다.

하지만 건강보험가입자나 의료급여수급자인 경우에는 요양기관에서 진료비를 심사평가원에 청구를 하고 이에 대해 심사평가원으로부터 '심사결과통보서'를 받은 후에 응급의료비 미수금을 청구할 수 있도록 하고 있어, 실제는 이보다 더 장기간인 6개월 내지 8개월 정도가 소요되고 있음을 추정해 볼 수 있다(손경애, 2004).

〈표 4-4〉 응급대불 심사지급에 따른 소요일수 및 조정률

구분	평균	2001	2002	2003	2004	2005	비고
지급 소요일수	92일	59일	82일	76일	157일	–	
심사조정률	24.95%	23.11%	30.43%	32.92%	29.94%	28.18%	

자료: 손경애(2004. 31면), 안민경(2006. 31면)의 재구성

또한 응급의료대불청구금액에 대한 심사조정률을 살펴보면, 2001년 23.11%, 2002년에는 30.43%, 2003년에는 32.92%, 2004년도 29.94%, 2005년도 28.18%로 나타나 5년간 평균 조정률은 24.95%로서, 건강보험 심사조정률 1~2%에 비해 매우 높다고 할 수 있다(안민경, 2006).

1. 목적 부합성

응급의료대불제도에 대한 심사 및 그 심사기준의 문제점 중의 하나는 응급의료대불제도의 취지 내지는 본연의 기능인 '신속성'에 부합하지 않는다는 점이다. 본 제도의 '신속성'이 핵심적인 요소라 함은 법률에서 규정하고 있는 '응급의료 제공자에게 형벌 등에 대해 책임 감면 등'을 통해서도 알 수 있다.[71]

즉 동법 제63조에서는 응급의료종사자가 응급환자에게 발생된 생명의 위험 등을 방지하기 위하여 '긴급히 제공'하는 응급의료로 인하여 응급환자가 사상에 이른 경우 그 응급의료행위가 불가피하고 응급의료행위자에게 중대한 과실이 없는 때에는 그 정상을 참작하여 형법 제268조(업무상과실·중과실 치사상)의 형을 감경하거나 면제

---

71) 응급의료에 관한 법률(일부개정 2008. 2. 29. 법률 제8852호) 제63조(의료행위에 대한 형의 감면).

할 수 있다고 하고 있다. 이는 현행 형법총칙상의 내용으로서 당연 적용되어야 할 '형의 감면' 사항을 배제하는 것이 아님에도 별도로 규정하고 있는 이유는, 응급상황의 '긴급히 제공하는' 특성을 들고 있다.

이렇듯 응급환자 생명의 위험 등을 방지하기 위하여 응급의료 제공자들의 응급의료 제공에 있어 '긴급성'으로 인하여 발생할 수 있는 의도하지 않은 결과에 대한 책임을 감면하여 줌으로써, 지연, 거부 등 소극적인 응급의료 제공을 가능한 한 방지하겠다는 것이다. 이에는 '긴급성'이라는 응급의료의 상황이 충분히 고려되었음을 알 수 있다.

이처럼 신속하게 처리되어야 할 응급의료대불제도가 심사를 통하여 대불함으로써, 의료기관에서 대불청구 후 심사를 거쳐 지급받기까지 평균 5~6개월 정도 소요되는 등 처리가 매우 늦어지고 있다. 이는 신속한 응급의료 제공으로 국민의 생명과 신체보호라는 응급의료대불제도의 취지에 역행하고 있다고 하겠다. 이러한 문제는 '대불금액을 청구하는 데 소요되는 행정비용에 비해 적다고 판단되면 신청하지 않는 경우' 등 제도의 실효성에 의문이 제기되고, 나아가 응급의료제도에 대해 심사제도가 타당한지도 의문이다.

더욱이 응급상황에서 '의약학적 측면', '비용 효과적 측면' 및 '적정성 여부'를 따져 가면서 응급의료를 제공할 수 없을 뿐만 아니라, 그렇게 할 수 있는 상황이라면 응급상황이라 할 수 없을 것이다. 오히려 응급상황임에도 그러한 심사기준을 고려해 가면서 응급의료를 제공할 수 있는 여유가 있다면 응급의료 제공자에게 형벌 등에 대해 책임 감면 등의 특혜를 주어서는 안 된다고 판단된다.

이러한 심사기능의 필요성에 대한 이유로 '모럴해저드(Moral hazard)'를 들 수도 있겠지만, 모럴해저드를 방지하기 위한 심사기능으로 얻는 이익과 손실, 즉 발생을 막을 수 있음으로 인하여 얻는 이익과 이를 막기 때문에 발생하는 손해 등은 이익형량을 해 보아야 한다.

본 제도의 악용을 방지하여 얻는 이익은 기금운영자산의 보존일 수 있고, 잃을 손실은 국민의 생명과 신체의 보호임을 비교해 볼 때, 응급환자에 대해 응급의료를 신속히 제공케 하는 응급의료대불제도에서는 그 설득력이 적다고 볼 수 있다.

따라서 모럴해저드 문제로 인하여 응급의료대불제도를 소극적으로 운영할 것이 아니라, 적극적으로 운영하되 도덕적 해이 등에 대한 우려사항은 사실관계확인 등 사후관리를 통해 보완해 나아가야 할 것이다.

2. 심사기준의 개선

대불금심사에서는 '의약학적 측면', '비용 효과적 측면' 및 '적정성 여부' 등을 심사기준으로 운영하고 있다. 이러한 현행 심사기준은 <표 4-5>에서 보는 바와 같이, 입법목적과 취지에서 상이하다. 즉 이러한 심사기준은 건강보험의 요양급여 심사 때 적용되는 것이지, 신속하게 응급의료를 제공하도록 마련한 응급의료대불제도에서 적용할 사항은 아니다.

응급의료비용을 산정함에 있어 응급의료의 특수성을 전혀 고려하지 않고, 일반 건강보험요양급여비용심사와 동일하거나 유사한 기준을 적용함으로써, 대불기금 지급절차가 지연되고 장기화되는 하나의 요인으로 작용하고 있는 것이다.

또한 동법 시행규칙에서 제시하고 있는 심사 기준의 범위 등은 포괄적으로 애매하고 모호하여 자칫 심사평가원의 자의적인 심사조정의 기준으로 작용할 수도 있음을 배제할 수 없다.

〈표 4-5〉 심사기준에 대한 응급대불과 건강보험 비교

구분	응급의료대불	건강보험
입법목적	• 국민들이 응급상황에서 신속하고 적절한 응급의료를 받을 수 있도록 • 응급환자의 생명과 건강을 보호하고 국민의료의 적정을 기함	• 국민의 질병, 부상에 대한 예방, 진단, 치료, 재활과 출산, 사망 및 건강증진에 대하여 보험급여를 실시함으로써 • 국민보건 향상과 사회보장 증진
근거규정	• 응급의료에 관한 법률 시행규칙 제9조(대불청구의 심사기준)	• 국민건강보험법 시행규칙 제21조(요양급여 등의 적정성 평가)
내용	• '의약학적인 측면'과 '비용 효과적인 측면'에서 응급의료를 '적정'하게 행하였는지 여부 • 대불청구의 대상인 응급진료비 및 이송처치료 산출의 '적정성' 여부	• 요양급여 등의 적정성에 대한 평가를 하는 경우에는 '의약학적 측면'과 '비용 효과적 측면'에서 요양급여를 '적정'하게 행하였는지를 평가
심사처리기한	없음	• 심사청구를 받은 날부터 40일 • 전자문서교환방식에 의한 경우에는 15일
심사기관	건강보험심사평가원(위탁사업)	건강보험심사평가원

더욱이 심사평가원의 처분과 관련되어 제기되는 건강보험에 대한 이의신청이나 심사청구의 경우 대부분 의약학적 타당성과 심사기준 적용 관련 사안인 것으로 나타나(송기민·고수경·박다진, 2006), 심사기준으로서의 '의약학적 타당성' 등은 건강보험에서도 문제가 되는바, 이를 신속하게 처리되어야 하는 응급의료에 적용하는 것은 더욱 문제가 있다고 하겠다.

3. 공정성 확보

응급의료대불제도는 법 제19조 및 동법 시행령 제12조의 규정에 의거하여 '응급의료기금'을 설치하고, 이에 대한 기금의 관리운용에 관한 사항 중 법 제21조 제1호의 규정에 의한 '미수금대불업무'를 보건복지부장관으로부터 위탁받아 심사평가원이 수행하고 있다. 하지만 심사평가원은 국민건강보험법 제55조의 규정에 의해 설립된 기관으로서, 이러한 응급의료비미수금대불업무의 위탁 수행기관으로서 적합하다고 볼 수 없다. 현행 건강보험의 요양급여비용을 심사 평가하고 있는 심사평가원은 <그림 4-2>에서 보는 바와 같이 보험자, 요양기관, 가입자 및 정부 등으로부터 독립된 기관이다.

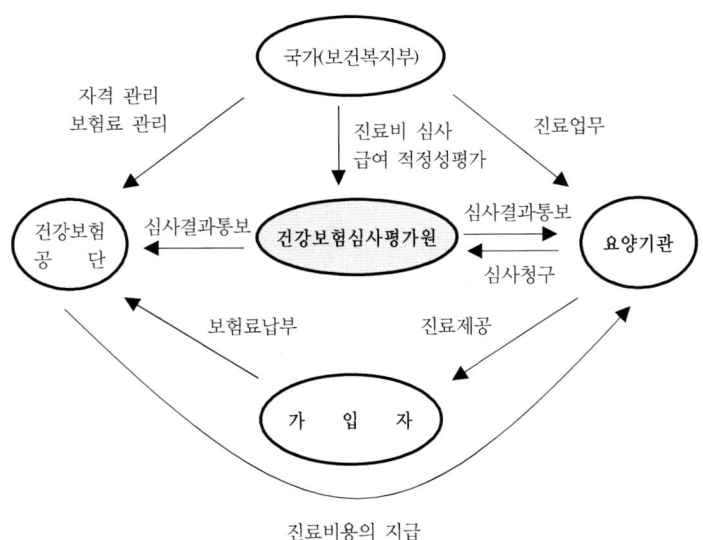

자료: 보건복지부·건강보험심사평가원, 응급의료비용 미수금대불제도, 2006. 2.

〈그림 4-2〉 건강보험 심사평가 업무개념도

과거 건강보험 요양급여비용의 심사는 보험자가 담당하였다. 하지만 보험자의 심사는 보험재정을 고려한 것으로 객관성과 공정성에 문제가 제기되었고, 이에 대해 요양급여비용의 심사를 보험자와 의료계가 아닌 보다 중립적인 위치에서 담당할 필요성이 제기되어 심사평가원이라는 전문기관을 설립(2000. 7.)하여, 심사평가원에서 진료비 심사업무를 하게 되었다.

이렇게 설립된 심사평가원은 보험자로부터 법상 독립된 중립기관으로서, 요양급여비용의 심사를 공정하고 객관적으로 수행하여 보험자와 의료계 간의 상호균형 확보 등을 주요골자로 보험자로부터 독립하게 된 것이다. 이렇듯 심사평가원은 그 전문성과 독립성으로 인하여 국민건강보험공단으로부터 독립하여 존재하고 있다. 이는 보험자의 요양급여비용의 심사가 보험재정을 담당하고 있는 자보다는 재정으로부터 독립된 제3자의 심사가 더 객관적 심사가 가능하다는 논리에서이다.

심사평가원 존립의 가장 큰 근거는 진료비에 대한 심사의 전문성과 공정성일 것이고, 이는 보험재정의 당사자인 보험자로부터 독립하여 심사하는 것을 그 근거로 하고 있는 것이다. 이는 심사평가원의 내부연구자료에서도 건강보험공단의 업무영역 확대를 위해 현행 심사평가원의 업무이관을 주장하는 것에 대해, 심사평가원은 '중립성'에 심각한 훼손으로 건강보험업무에 차질을 초래할 수 있다는 논리로 대응하고 있다(건강보험심사평가원, 2004).

따라서 현행 응급의료대불업무의 위탁 수행기관으로서 심사평가원은 적어도 응급의료대불제도에 있어서는 보험자와 심사기관으로서의 입장을 동시에 갖고 있는 것이라 볼 수 있다. 이는 곧 응급의료비미수금대불청구에 대한 심사의 공정성과 객관성에 대한 시비에서 자유로울 수 없으며, 국민건강보험공단으로부터 독립한 심사평가원의 논리도 그 설득력을 상실하게 되는 것이라 볼 수 있다. 따라서 기금운영을 제외한 심사만을 감당하거나, 심사를 하지 않고 기금운영만을 하도록 하여야 한다.

이를 위해 보건복지부는 건강보험심사평가원으로 하여금 현행 심사와 사후관리기능을 갖고, 응급의료기금 중 응급의료대불과 관련된 대불금의 지급 등 재정운영 부분은 국민건강보험공단으로 분리하여 이전하는 것이 타당하다 판단된다. 이는 심사기능의 객관성과 공정성을 담보함과 아울러서 현행 우리나라 사회보험과 의료보장 중 건강보험, 공무원공상, 의료급여, 국가보훈 등의 운영시스템상 보험자기능과 심사기능이 분리된 것을 볼 때도 바람직하다 하겠다.

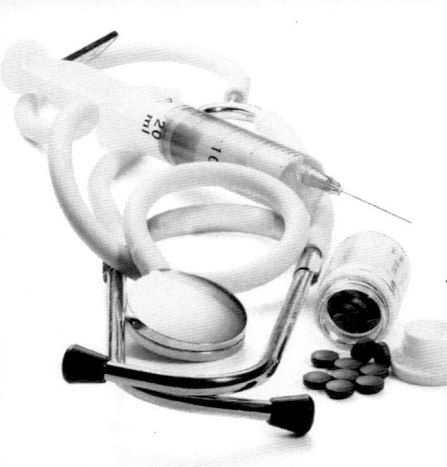

응급의료대불제도의 구상에 대해 "응급대불제도는 심사평가원이
환자를 대신하여 응급의료비를 청구기관에 지급하는 것으로 종료되
는 것이 아니며, 사후에 환자 등으로부터 대불금을 상환받아야 하는
제도이다(건강보험심사평가원, 1999)."라고 하고 있고, 이 구상제도는
응급의료대불제도가 악용되거나 남용되는 것을 방지하고 나아가 기
금을 재충당하여 더 많은 응급환자에게 제공하기 위한 것으로서 법
제22조 제2항 및 동법 시행령 제21조[72])에서 규정하고 있다.

하지만 심사평가원이 그 대불금을 구상함에 있어, 응급환자 본인,
부양의무자 및 다른 법령에 의한 진료비부담의무자로 정하고 있는데,
이 중 응급의료를 제공받지 아니한 '부양의무자'에까지 대불금의 구

---

72) 제21조(대불금의 구상) 심사평가원장은 법 제22조 제2항의 규정에 따라 미수금을 대불한 경우에는 지체
없이 그 대불금 전액에 대하여 동법 동 조 제4항의 규정에 따라 응급환자 본인, 부양의무자 또는 다른 법
령에 의한 진료비부담의무자 ……(중략)…… 납부하도록 청구하여야 한다. ……(후략)……

상권 행사의 대상에 포함시키고 있는 것이다.

본 제도의 당사자는 의료기관, 응급환자 및 심사평가원일 것이다. 하지만 구상대상이 응급환자에서 부양가족에까지 확장하고 있으나, 부양의무자의 범위[73]가 불분명하다. 또한 응급의료를 제공받은 자는 응급환자인데, 이에 대한 비용을 부양의무자로 확대시키는 법적 근거와 그 부양의무자의 범위에 대해 명확히 규정할 필요가 있다.

1. 부양의무에 대한 인식의 변화

2005년도 국정감사 보건복지위원회의원요구자료[74]에 의하면, ⅰ) 공공부조제도가 가정해체, 부양의식변화 등 사회의 급속한 변화를 따라가지 못해 사각지대가 많이 발생하여 최후의 사회안전망(Social Safety Net)인 공공부조제도의 역할이 미흡하다고 한다. ⅱ) 국민의 3%에 불과한 기초생활보장 수급자에 대해 정부지원이 치중되고 있다고 지적하면서, 수급자에 대한 기초생계보장은 상당한 수준으로 향상되었으나, 근로빈곤층 등에 대한 지원확대가 필요하다고 지적하고 있다.

또한 2005년도 보건복지부 국정감사 제출 자료에 의하면 경기침체, 가치관 변화 등으로 이혼이 급증하고 있고 가족 간 갈등·학대, 자살, 가계파탄 등도 함께 증가하는 등 가정해체 문제가 심각하다고 보고

---

73) 보건복지부는 '부양의무자'에 대해 '보건복지가족부 지침'으로서 기준을 마련하고 있다. 즉 '응급환자의 1촌의 직계혈족 및 응급환자의 배우자, 생계를 같이하는 2촌 이내의 혈족'을 응급환자의 부양의무자로 보고, 향후 대불금 상환의무자로 응급환자 본인과 부양의무자를 두고 있는 것이다.

74) 보건복지부 기초생활보장심의관실 2005년도 주요업무보고자료, '국민복지체감도 향상 및 빈곤걱정 없는 사회로', 2005년도 국정감사 보건복지위원회의원요구자료(자료Ⅴ), 2005.

하고 있다(<표 4-6>).

그 근거자료로 제시하고 있는 이혼수준, 가정폭력 및 자살의 심각성은 다음과 같다. 1일 평균 458쌍이 이혼하여 10년 전에 비해 2.8배 수준으로 증가하였는데, 이혼건수는 59천 건(1993년)→117천 건(1998년)→167천 건(2003)이고, 이혼율(1천 명당 이혼건수)은 1.5(1995년)→2.5(1998년)→3.5(2003년)로 각각 증가하고 있다.

또한 가정 내 폭력건수는 2000년 76천 건에서 2001년 115천 건으로 증가하였고, 이는 곧 2003년도에는 195천 건으로 더욱 증가하였다. 자살률(10만 명당 자살자 수)은 1998년에 19.9, 2000년 14.6, 2002년도에는 19.1로 높은 자살률을 유지하고 있다.[75]

〈표 4-6〉 이혼수준, 가정폭력 및 자살 현황 자료

구 분		내 용		비고
이혼	건수	• 1일 평균 458쌍 이혼 • 10년 전 대비 2.8배 증가	59천 건(1993년)→117천 건(1998년)→167천 건(2003)	1천 명당
	증가율		이혼율은 1.5(1995년)→2.5(1998년)→3.5(2003년)	
가정 내 폭력		• 2000년 76천 건→2001년 115천 건으로 증가 • 2003년도에는 195천 건으로 더욱 증가		
자살		• 자살률은 1998년에 19.9, 2000년 14.6, 2002년도 19.1로 높은 자살률 유지		10만 명당 자살자 수

자료: 2005년도 주요업무 추진계획(보건복지부 인구가정심의관실), '건강한 가정, 활기찬 노후생활' 국정감사 제출 자료의 재구성

이처럼 현대사회는 현행 민법상 부양의무를 적용하기에 가족공동체가 일반적이지 않은 경우가 많다. 가령 경제적 능력은 충분한데 응급환자와 부양의무자의 관계가 악화되어 사실상 가족관계 또는 부양

---

75) 2005년도 국정감사 자료Ⅴ, 보건복지위원회의원요구자료, 2005. 9. 680면.

관계가 상실된 경우에는 적용하기 어려울 것이다.

일명 보라매병원사건의 경우, 응급환자의 가족이 병원비가 부담스러워 퇴원을 결정하였고, 병원 측에서는 응급환자에 준하는 증상임에도 불구하고 가족 측의 요구를 거절할 경우 훗날 병원비를 받지 못하는 우려 때문에, 환자가족의 의견을 따라 퇴원을 강행하여 환자가 사망한 사건이다. 이와 같은 응급의료비용의 부담을 부양의무자에게까지 확대하는 것은 현행 가족의 의미와 부양의무자의 범위에 대한 사회적 변화를 전혀 고려하고 있지 않다고 보인다.

2. 부양의무자 기준 완화

최근 국정감사자료 보건복지부 주요업무 추진현황에 따르면 기초생활보장 사각지대 축소를 위해 부양의무자 기준 완화 및 긴급지원 확대를 주요골자로 보고하고 있다. 즉 부양의무자 기준을 과거와 달리 '생계를 같이하는 2촌의 혈족'을 부양의무자에서 제외시켰다.[76]

이처럼 부양의무에 대한 인식의 변화로 사실상 가족공동체 형성, 유지도 어려운 가정에 부양의무까지 부여하는 것은 실효성이 전혀 없고, 응급환자의 가족에게 부양의무를 부여하여 그 미수금을 상환하는 것은 신속한 응급의료를 제공하는 데 지연 또는 방해요소로 작용할 수 있으며, 나아가 본 제도의 생명과 건강보존의 취지에도 부합하지 않는다고 판단된다.

---

76) 보건복지부, 제269회 국회국정감사자료(정기회) 주요업무 추진현황(2007. 10. 17.).

따라서 응급환자의 부양의무자까지 응급의료비 대불금 구상권 대상자에 포함시키고 있는 것은, 본 제도의 취지 파악이 잘못되어 있고, 국민기초생활보장제도 등에 의한 공적 부양과 가족이나 친족 등에 의한 사적 부양 간의 조화와 균형의 문제가 부각되고 있는 등 가족구조의 변화, 부양기능이 점차 약화되어 가는 사회현실을 고려하지 못한 것이라 보인다(보건신문사, 2008).

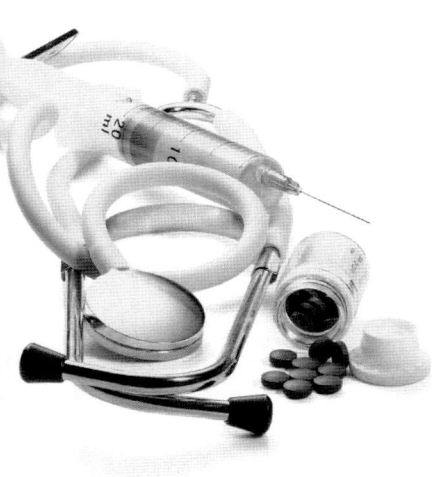

현행 응급의료대불제도에서 정하고 있는 이의신청제도는 행정구제 절차의 하나라고 볼 수 있다. 이러한 권리구제는 행정기관이 국민에 대해 단순히 불만사항을 들어주는 시혜적인 차원에서 접근해서는 안 되며, 단시안적인 해결보다는 체계적인 대책 수립으로 해결해야 한다.

1. 현행 법규정상의 문제

현행 사회보험상의 권리구제는 모두 공히 2단계 구조의 권리구제 절차를 해당 법률에 규정하고 있다. <그림 4-3>은 건강보험, 산재보험, 국민연금의 권리구제 절차를 도식화한 것이다. 건강보험에서는 1차적 권리구제 및 2차적 권리구제를 각각 '이의신청'과 '심사청구'로, 산재보험과 국민연금에서는 '심사청구'와 '재심사청구'로 정의하고 있다.

현행 우리나라 사회보험제도상 국민의 권리를 침해받은 경우, 침해받은 권리의 구제에 대한 사항은 입법상 법률에 규정하고 있다. 우선 건강보험의 경우는 국민건강보험법[77])에, 산재보험의 경우 산업재해보상보험법[78])에, 국민연금의 경우는 국민연금법[79])에 각각 권리구제에 대한 사항을 규정하고 있다.

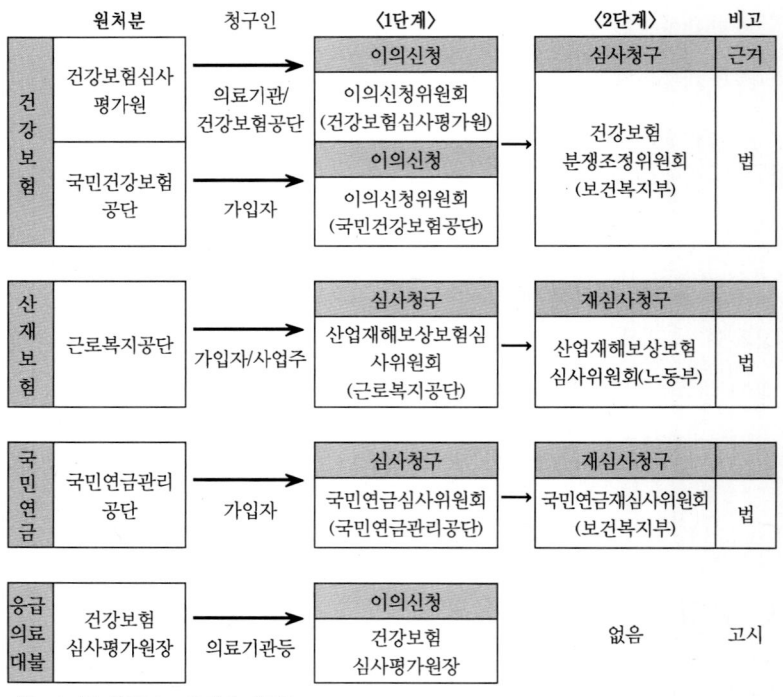

자료: 송기민 외(2006, 192면)의 재구성

〈그림 4-3〉 응급의료대불과 사회보험 권리구제 비교

77) 국민건강보험법 제76조~제78조, 동법 시행령 제47조~제60조, 동법 시행규칙 제43조.

78) 산업재해보상보험법 제103조~제111조, 동법 시행령 제93조~제106조, 동법 시행규칙 제89조.

79) 국민연금법(전부개정 2007. 7. 23. 법률 제8541호) 제88조 내지 제92조.

하지만 응급의료대불제도는 침해된 권리를 구제받을 수 있는 권리구제에 대해 해당 법률에서 규정하고 있지 않고, 심사기준을 마련한 고시에 규정하고 있을 뿐이다. 이러한 문제는 응급의료대불제도에 대해 국민의 권리에 대한 시각으로의 접근이 아닌, 본 제도 당사자 관계에 대한 오해가 있는 듯하다. 따라서 응급대불제도가 모든 국민에게 적용될 수 있는 제도이므로, 응급의료에 대한 권리구제의 내용도 법에 규정되어야 한다.

2. 권리구제 청구권자 확대

행정심판의 청구인이란 행정심판의 대상인 처분 또는 부작위에 불복하여, 그의 취소 또는 변경 등을 구하는 심판청구를 제기하는 자를 말한다. 청구인은 처분의 상대방이든 제3자이든 관계없이 행정심판청구에 '법률상 이익이 있는 자'는 심판청구인이 될 수 있다(서진배·차수봉, 2008). 하지만 응급의료대불제도에서는 이의신청 청구인을 '의료기관 등'으로 한정함으로써, 청구인을 일정 제한하고 있는데 이러한 요건을 엄격하게 할수록 권리구제를 제한하는 결과를 초래하게 되는 것이다(이상규, 2000).

응급의료대불제도의 당사자는 "응급의료비 미수금대불제도는 의료기관, 응급환자, 심사평가원 3자 간의 관계로서 구성되어 있다."고 밝히고 있다(건강보험심사평가원, 1999).

즉 응급의료대불제도의 당사자를 보면,

ⅰ) 응급의료 제공관계에 있어 응급환자와 이를 치료 및 이송하는

의료기관 등이 있고,

ii) 비용에 있어 대불을 청구하는 의료기관 등과 대불금을 지급하는 심사평가원이 있다. 또한,

iii) 대불금 구상에 대해, 미수금을 발생시킨 응급환자와 구상권을 가진 심사평가원이 있다. 이처럼 응급대불기금에 대한 당사자는 청구하는 의료기관 등과 심사평가원의 당사자 구조가 아닌 응급환자가 포함된 3자적 관계에 있다고 보아야 한다(<그림 4-1>).

따라서 응급의료대불제도에 대한 이의신청 대상에 응급환자를 제외한 것은 이의신청을 제기할 수 있는 청구인 적격을 배제하여 권리구제를 제한하는 것으로 바람직하지 않다. 이처럼 본 제도의 당사자에 의료기관 등뿐만 아니라 응급환자가 포함되어 있음이 분명하기 때문에, 본 제도의 이의신청을 제기할 수 있는 자의 범위에 응급환자를 추가하거나 법률상 이익이 있는 자가 배제되지 않도록 규정되어야 한다.

3. 심의절차의 객관성 보장

심의결정의 객관성에 대한 문제이다. 행정심판법 제5조 및 제6조는 행정심판의 재결기관과 심리기관을 분리시켜 재결에 객관적 공정성을 기하고자 하였으나, 재결청을 처분행정청 또는 그 상급감독청으로 하고 있어 실질적으로 재결청의 객관성을 보장하고 있다고 보기는 어렵듯이(한견우, 1995), 권리구제의 심의에 있어 객관성과 공정성은 중요하다. 또한 행정심판의 전문성과 신속성 등의 문제로 인하여

심의기관 자체가 처분한 사실에 대해 심의를 하게 되므로 그 심의의 객관성과 공정성을 확보하는 것이 요구된다.

따라서 행정심판은 그 객관성을 높이기 위하여 행정심판의 재결청과 심의기관을 분리하여, 재결청은 원칙적으로 독립적인 제3의 기구로 하는 것이 바람직하되, 부득이하게 처분청 자체 또는 처분청의 직근상급행정청으로 하는 경우에는 재결청 소속 아래 의결기관인 행정심판위원회를 두어 심판청구에 대한 심의를 담당하도록 하고, 재결청은 행정심판위원회에서 의결된 내용에 따라 의결행위를 하도록 함으로써 재결의 객관적 공정성을 확보하도록 하여야 한다(송기민·고수경·박다진, 2006).

이러한 의미에서 권리구제에 대한 사항은 그 전문성과 객관성 등을 담보하기 위하여, 1차적으로는 원처분기관에서 심의하더라도, 이에 대한 재심의는 원처분청과 1차 심의기관으로부터 독립성이 보장되는 기관에서 심의하는 것이 바람직하다 하겠다.

<그림 4-3>에서 보이는 바와 같이 건강보험 권리구제는 '이의신청'과 '심사청구'의 2단계 구조로 되어 있다. 산재보험의 권리구제 역시 근로복지공단에 대한 '심사청구'와 노동부에 제기하는 '재심사청구' 등 2단계 구조로 되어 있고, 국민연금의 권리구제는 국민연금관리공단에 대한 '심사청구'를, 보건복지가족부에 대한 '재심사청구' 등으로 되어 있다.

살펴본 바와 같이, 현행 우리나라 사회보험상의 권리구제는 이의신청, 심사청구, 재심사청구 등의 표현은 다르다 하더라도 모두 2단계를 통하여 권리를 구제받을 수 있게 하고 있다. 하지만 현행 응급의료대불제도상의 이의신청제도는 1차적 심의에 그치고 있다. 즉 이

의신청에 대해 전문성을 고려하여 처분기관이 1차적으로 결정처분에 대해 이의를 제기한 것에 대해 그 객관성을 담보할 수 없으므로 2차적인 절차가 마련되어야 하나 그렇지 못하다.

또한 이의신청 심의기구에 있어, 응급의료대불제도 심사의 원처분자인 심사평가원장에게 이의신청을 하도록 하고 있다(고시 제10조 제1항). 해당 사안의 전문성과 신속성 등을 고려하여 원처분 기관에서 제기된 이의 사항에 대해 1차적으로 심의하는 것은 일면 가능하다 할 수 있으나, 별도의 독립된 심사위원회가 아닌 심사평가원장이 원처분에 대한 이의신청 기관으로 동일한 것은 공정성, 객관성 측면에서 문제가 있다고 하겠다(송기민·고수경·박다진, 2006).

행정심판의 객관성과 공정성의 확보는 근본적으로 심판위원회의 조직과 구성의 문제라 볼 수 있는데(한승훈, 2004), 현재 건강보험의 경우 이의신청을 위한 '이의신청위원회'와 심사청구를 위한 '분쟁조정위원회'를, 산재보험의 경우에는 심사청구를 위한 산업재해보상보험심사위원회와 재심사청구를 위한 '산업재해보상보험심사위원회'를, 국민연금의 경우에는 국민연금심사위원회와 보건복지부 내의 국민연금재심사위원회 등 별도의 위원회를 두고 있다. 따라서 응급의료대불제도 권리구제 심의의 객관성과 공정성 확보를 위해 별도의 독립적인 위원회 등에서 심의되어야 하고, 더불어서 2차적인 심의가 될 수 있도록 개선되어야 한다.

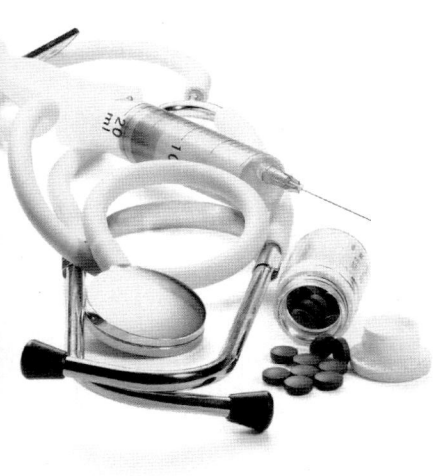

제7절
소멸시효 및 처벌규정 개선

1. 소멸시효기산 및 이자손실전가

정부는 2003년 7월 1일 동법 시행령(대통령령 제17883호) 개정을 통하여 의료기관과 구급차 등을 운용하는 자의 미수금대불청구권에 대한 소멸시효를 규정하였다. 즉 동법 시행령 제20조에서는 "미수금의 대불청구는 진료종료일 또는 이송종료일로부터 3년 이내에 하여야 한다."고 규정한 것이다.[80]

하지만 동법 시행령 제정 당시에는 미수금대불청구권에 대한 소멸시효는 규정하고 있지 않았고, 오히려 미수금의 대불지급기한에 대해 규정하고 있었다. 즉 제정 시행령(대통령령 제14496호, 1994. 12. 31.) 제21조(미수금대불의 범위 등) 제2항에서는 "미수금의 대불은 특별한

---

80) 응급의료에 관한 법률시행령(대통령령 제17883호, 2003. 7. 1.) 제20조.

사유가 없는 한 대불청구를 받은 날부터 1개월 이내에 하여야 한다."
고 규정함으로써, 미수금대불 청구 시 지급까지의 기한을 1개월 이내
로 하고 있었다.[81]

이는 심사 및 지급기관의 심사 지연으로 인해 응급환자에 대한 응
급의료 제공에 차질이 없도록 하기 위하여, 심사에 대해 법정기한을
둠으로써, 심사와 더불어 대불금의 지급을 신속히 처리하도록 하였던
것이다.

하지만 현행은 이러한 심사와 지급기한에 대한 규정이 삭제되었고,
이로 인하여 심사처리기한이 2004년도에는 평균 157일로 약 5개월이
소요되었다(손경애, 2004). 이러한 대불금청구의 소멸시효상 문제는
의료기관이 미수금에 대한 대불금을 실제로 청구할 수 있는 시점부터
기산되어야 함에도 불구하고, 대불금청구에 따른 심사와 그 사전이행
사항을 필수절차로 규정하고 있는 상황에서 소멸시효의 기산점만을
'진료종료일' 또는 '이송종료일'로 규정한 것은 타당하지 못하다.

더욱이 심사평가원의 심사에 대해 법정심사기간을 정하지 않은 상
태에서 의료기관과 구급차 등을 운용하는 자의 미수금대불청구권의
소멸시효만 규정한 것은 반드시 개선되어야 할 사항이라 판단된다.
또한 심사 등으로 지연된 지급의 이자액에 대해 지급하도록 규정한
내용이 없어, 결국, 보건복지부는 심사지연 등으로 인하여 발생하는
손실을 의료기관 등에 전가하는 비난을 면하기 어렵다.

---

81) 응급의료에 관한 법률시행령(대통령령 제14496호, 1994. 12. 31.) 제21조.

2. 실효성 보장을 위한 처벌규정

행정작용이 그 본연의 목적을 실효성 있게 달성하기 위해서는 행정법상 의무의 이행을 강제하거나 의무위반에 대해 제재를 가하는 등 의무이행을 확보하기 위한 수단이 마련되어 있지 않으면 아니 된다. 이와 같이 행정법상 의무이행을 확보하기 위한 수단을 행정의 실효성 확보수단이라 한다(김향규, 2006).

행정의 상대방이 행정법상 의무를 위반한 경우에 국가 또는 지방자치단체가 행정의 상대방에게 과하는 행정법상의 제재로서 처벌을 행정벌이라 한다. 또한 행정벌은 직접적으로는 의무위반에 대하여 대가를 치르게 하는 것이고, 간접적으로는 처벌을 무기로 하여 의무위반을 방지하는 것을 목적으로 한다.

따라서 행정벌은 간접적으로 의무이행을 확보하는 수단으로서 행정법규의 실효성 확보에 그 의미를 갖는다고 할 수 있다. 현행 응급의료에 관한 법률은 규정된 사항의 실효성을 위한 일정한 제재에 대해 크게 제9장의 보칙에서 응급의료종사자의 면허·자격정지 등(제55조), 과징금(제57조)을 규정하고 있고, 제10장에서는 벌칙 등(제60조), 과태료(제62조) 및 의료행위에 대한 형의 감면(제63조)에 대해 규정하고 있다. 또한 동법 제55조의 규정에 의한 행정처분에 대해 동법 시행규칙 제45조의 규정은 시행규칙 별표 18에 그 처분의 세부사항을 규정하고 있다.

이처럼 본 법령상 광대한 처벌규정을 마련하고 있음에도 불구하고 실질적으로 중요한 사항에 대해서는 제재규정이 누락되어 있는 등 입법상의 오류를 범하고 있다. 본 법령규정 중 중요한 내용으로 "응급의료 거부금지 의무(제6조제2항)", "응급의료의 설명·동의의무(제9조)", "응급의료중단의 금지의무(제10조)", "응급환자의 이송의무(제11조)"를 들 수 있다.

이에 제6조 제2항(응급의료 거부금지 의무)에 대해서는 제55조의 규정에 의해 응급의료종사자의 면허·자격정지 등의 사유로 규정하고 있음과 동시에 제60조 벌칙규정에서 3년 이하의 징역 또는 1천만 원 이하의 벌금에 처할 수 있도록 병과 규정하여 중하게 처벌하고 있다.

하지만 응급의료의 설명·동의의무, 응급의료중단의 금지의무, 응급환자의 이송의무 등은 그 실효성을 보장할 수 있는 일정한 제재규정이 마련되어 있지 않다. 이러한 의무들은 응급의료거부금지의무 규정에 비추어 그 중요성이 적다 할 수 없음에도 어떠한 제재규정이 없는 것은 중대한 입법상 불비로 실효성 확보에 문제가 있다고 할 수 있다.

또한 법 제55조 제1항 제7호는 "기타 이 법 또는 이 법에 의한 명령을 위반한 때"라고 하여, 본 법률에서 명령한 사항에 대해 처벌조항을 마련하지 못한 나머지 모든 사항에 대해 면허, 자격의 상실·정지를 시킬 수 있다고 규정하면서, 해당하는 처분기준이 시행규칙상 행정처분기준(별표 18)에 마련되어 있지 않다.

이처럼 열거하지 않은 모든 명령을 위반한 사항에 대해 면허, 자격의 상실·정지를 시킬 수 있다고 규정하고 있을 뿐, 그 처벌의 내용을 마련하고 있지 않고 있는 것이다. 이는 행정형벌로서, 형법총칙이 적용상 자의적·포괄적 처벌규정은 타당하지 못함과 동시에 의무이행을 확보하기 위한 수단으로서의 실효성 확보도 곤란하다고 보인다.

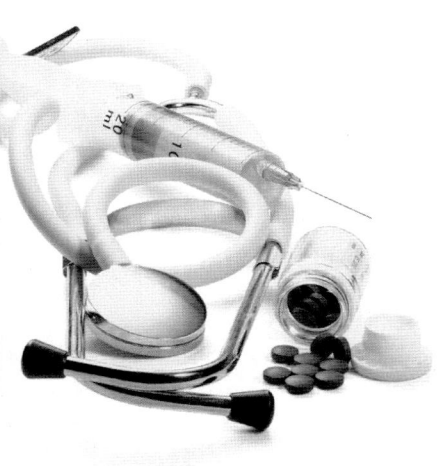

제8절
실행방안 제언

2008년 보건복지부는 응급의료 중장기 전략 수립에 관한 최종 연구보고서를 제시했다. 이 보고서에 의하면, 현행 응급의료 체계의 현황과 문제점 가운데 '치료의 접근성(Access to care)'을 지적하고 있다.

그 내용을 보면, ⅰ) 모든 환자가 치료비 지불능력 여부에 관계없이 응급의료체계의 혜택을 받을 수 있도록 해야 함, ⅱ) 응급의료에 관한 법률 제22조에 근거하여 지불 능력이 없는 환자에 대한 미수금을 청구할 수 있으며, 그 액수도 증가하고 있으나, 신청절차가 복잡하고 지급이 제한적이라고 지적하고 있다(이강현, 2008. 2.).

하지만 이러한 현행 문제점은 지적하면서 이를 개선하기 위한 중장기 분야별 추진과제는 마련하고 있지 않다. 즉 보건복지부가 제시하고 있는 응급의료 중장기 분야별 추진과제를 보면, ⅰ) 응급의료 기본망 개선, ⅱ) 응급의료의 고도화, ⅲ) 응급의료의 관리운영 등으로서, 경제적 요인 등 의학외적인 요인에 의한 치료의 지연, 중단, 거부

등을 예방할 개선방안은 마련하고 있지 않다. 이에 응급환자 치료중단 예방을 위한 제도개선 방안을 제시하고자 한다.

응급의료대불제도의 활성화를 위해서는 이를 저해하는 근본적인 요인을 개선하여야 한다. 이를 위해 우선적으로 응급대불제도의 필요성과 도입취지를 재인식하여 앞서 제시한 법률을 개정하여야 한다. 개정사항으로는 적용대상의 확대, 외국인 적용에 대한 법적 근거 마련, 청구권보호강화, 심사제도의 개선, 구상제도의 현실성 제고, 이의신청 등 권리구제규정, 처벌규정의 실효성 보장, 이자손실 전가 개선 등을 위한 법률개정이 이루어져야 한다.

응급대불심사제도는 근본적인 개선이 필요하다. 우선 현행 건강보험기준인 심사기준이 응급의료의 특수성을 반영하여 개선되어야 한다. 즉 응급의료대불제도에 있어 심사는 사전심사가 아닌 사후심사가 이루어져야 한다. 따라서 응급대불 심사기관은 응급의료서비스를 제공한 사실이 확인된 경우에는 응급환자의 경제적 능력 등에 관계없이 신속히 지급하고, 향후 사후관리를 통해 구상, 환수, 처벌 등의 '선지급 후 심사' 조치를 마련하여야 할 것이다.

예산 측면에 있어서는 응급의료대불제도의 활성화로 응급의료기금 중 응급대불 분야의 예산지출 비중이 확대되어야 한다. 또한 앞서 제시한 국민생명보호의무가 국가의 본질적인 의무임을 인식하고, 응급대불예산을 기금에 전적으로 의존하고 있는 것은 불합리하다. 이에 보건복지부는 응급의료와 응급의료대불에 대한 국가예산을 지원하고, 이를 점차 확대하여 응급의료 부분에 민간의존도를 줄이고 공공의료 비중을 확대해 나아가야 한다.

관리 측면에 있어서는 응급의료기금 사업 중 응급의료대불만 별도로 위탁 또는 관리하고 있는 것을 종합적이고 총체적으로 보건복지부에서 관리하여야 한다. 현행 국회에 제출된 예결산자료 등 국정감사자료를 보면 응급의료기금 중 응급대불기금만 별도로 보고되고 관리됨으로써 총제적인 관리가 부족하다. 이에 응급대불 심사기관과 기금관리 등 재정관리기관을 분리하여, 심사는 전문적인 건강보험심사평가원에서 수행하되, 재정관리는 국민건강보험공단에서 관리되어야 한다. 나아가 응급대불제도의 '선 지급 후 심사'가 도입되면, 현행보다는 업무량이 증가할 것이고, 이는 별도의 전담기구 마련이 필요할 것으로 판단된다.

제5장

결 론

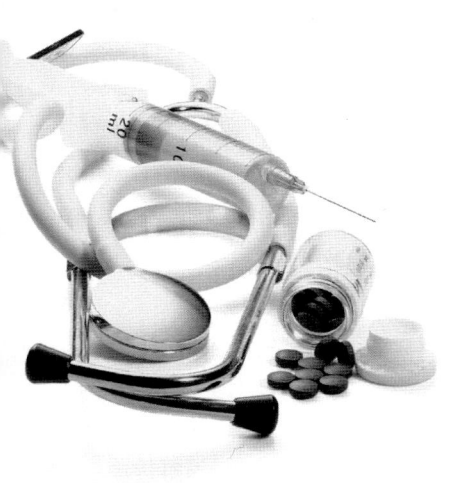

　현대사회를 살아가는 누구나 사고, 응급질환 등으로 응급의료를 제공받아야 할 상황이 발생할 수 있다. 이러한 응급의료는 개인보다는 국가의 본연 임무와 책임으로서 공공성이 큰 분야라 할 수 있다. 응급의료 분야는 응급의학의 발달, 응급처치, 이송체계 이외에도 치료비 등 사회경제적인 부분도 중요하다. 우리는 근래 보라매병원사건과 판결을 통해, 치료비 등 의학 외적인 요인에 의하여 응급환자가 사망할 수 있음을 경험하였다.

　이에 정부는 의료기관 등이 응급환자의 치료비 지불능력과 상관없이 신속히 응급의료를 제공할 수 있도록 응급의료대불제도를 마련하였으나, 본 제도의 도입취지와 법리적 성격을 잘못 이해함에 따라, 현행 응급의료대불제도는 다양한 문제점이 대두되었다.

　이에 본 글의 목적은 응급환자 치료중단 예방과 관련한 응급의료대불제도의 타당성과 문제점을 분석하여 개선방안을 제시하는 데 있다. 연구는 기존 관련연구를 고찰하여, 내용으로는 응급환자의 치료 중단, 국가의 응급환자 생명보호책임과 역할, 응급의료비미수금대불제도의 문제점과 개선방안 순으로 구성되어 있다.

결과를 요약하면 다음과 같다.

1. 응급대불청구권제도는 모든 국민을 위한 제도임에도, 경제적 빈곤자 등 특정계층에 한정된 제도인 것처럼 적용범위를 축소시키고 있고, 오히려 외국인에 대해서는 법적 근거도 없이 적용하는 문제가 있다.

따라서 응급대불청구권은 응급환자의 경제적 사정에 상관없이 청구함에 따라 신속히 지급하고, 향후 구상 등 사후관리를 강화하여야 한다. 또한 외국인의 응급대불지급은 인도적, 생존권적 차원에서 지급될 수 있도록 법적 근거를 마련한 후 시행되어야 한다.

2. 응급의료대불심사는 국민건강보험상의 기준인 의약학적 측면, 비용 효과적 측면, 비용산출의 적정성 등 '애매모호한 심사기준'과 '무기한 심사' 등으로 인하여, '대불금 지급의 장기화'와 '높은 심사조정률' 등의 문제점이 나타나, 응급의료의 특성에 맞는 심사기준을 개발하고, 심사와 재정운영의 역할은 구분되어야 한다. 또한 심사지연으로 인한 손실이 의료기관 등에 전가되지 않도록, 심사기한 마련과 지연이자 지급을 명문화하여야 한다.

3. 구상권제도에서는 응급환자 이외 부양가족에게까지 구상권을 행사하는 것은 이혼, 가정폭력 및 자살 등 현대사회의 가족공동체 현실과 시대변화를 반영하지 못하고 있는 것으로서 현행 구상권 행사 대상자인 부양의무자의 범위와 대상을 축소하여 현실화시켜야 한다.

4. 이의신청 등 권리구제는 형식적 측면에서 단심구조 운영과, 원

처분기관과 심의기관이 동일한 문제가 있으므로, 권리구제청구와 심사는 복심구조로 개선되어야 하고, 처분기관으로부터 독립성을 가진 기관에서 심사가 이루어져야 한다. 또한 청구인이 의료기관 등으로 한정되어 응급환자, 국민 등 실질적 법률상 이익이 있는 자의 청구를 원천적으로 배제하고 있는 점 또한 개선이 필요하다.

5. 소멸시효 기산에 있어 의료기관이 대불금을 청구할 수 있는 시점부터 기산되어야 함에도 심사의 기한도 없이, 기산점을 '진료종료일' 또는 '이송종료일'로 규정한 것은 타당하지 못하다. 따라서 대불청구권의 소멸시효는 '실질적으로 의료기관이 청구할 수 있는 때'부터 기산되어야 한다. 또한 처벌규정에 있어서도 '응급의료의 설명·동의의무', '응급의료중단의 금지의무', '응급환자의 이송의무 등'은 일정한 제재규정이 없거나, 포괄적으로 규정되어 있으므로 응급의료 대불제도의 실효성이 보장될 수 있도록 처벌규정을 법률에 명시하고 구체적인 처분기준도 함께 규정되어야 한다.

이상을 요약하면 현행 응급의료대불제도 중 응급의료의 신속성을 저해하는 요소는 개선되어야 하고, 모든 국민의 응급의료를 제공받을 권리는 보장되어야 할 것으로 사료된다.

참고문헌

강동세, 의사의 권리와 의무, 대한의사협회지, 43(6): pp.524－537, 2000. 6.

강병우, 응급의료관련법령, 현문사, p.59, 2007. 7.

강정민·고윤석, 한 대학병원 의료윤리위원회에 의뢰된 치료중단 예들의 분석, 대한중환자의학회지, 20(1): p.73, 2005.

강흥구·이상진·조경기, 의학적 충고에 반한 퇴원의 특성과 퇴원결정 요인에 관한 연구, 대한신경외과학회지 29(12): pp.1621－1623, 2000.

건강보험심사평가원, 제256회(정기회) 국정감사자료, p.20, 2005. 9.

건강보험심사평가원 이의신청·응급의료팀, 응급진료비 대불제도, 의료보험 130호, pp.21－23, 1999. 3.

건강보험심사평가원 조사연구실, 도전받는 심사평가원의 정체성과 발전방향, 조사연구자료집(Ⅳ), pp.358－360, 2004. 4.

계희열, 헌법학(상), 박영사, p.176, 270, 1995.

고윤석·맹광호 외 4인, 우리나라의 병원의료윤리위원회, 의료·윤리·교육 2(1): p.78, 1999.

곽윤직, 채권총론(민법강의 Ⅲ), 박영사, 1992.

구영모, 안락사의 개념과 분류, 의료법학 6(1): p.63－86, 2005. 6.

구영모·권복규 외 2인, 의료윤리 문제에 관한 우리나라 의사들의 의식조사, 의료·윤리·교육 2(1): p.59, 1999.

권영성, 헌법학원론, 법문사, p.407, 2007.

김경수, 헌법상 국가의 건강보호의무와 그 실현방안에 관한 연구, 서울대학교 대학원 박사학위 논문, pp.47－306, 2002.

김경화, 자의퇴원으로 인한 치료중단과 안락사, 형사법연구 제17호, 한국형사법학회, p.17, 2002. 6.

_____, 환자의 자의퇴원과 치료중단, 한국형사법학회 2002년 춘계학술논문발표, 한국형사법학회, pp.14－62, 2002. 4.

김난도·이윤성 외 1인, 대도시지역 의료소비자의 권리와 의무에 대한 지식과 태도연구: 안락사를 중심으로, 한국의료법학회지 10(1): pp.97－121,

2002. 8.

김대정, 채권총론, fides, p.831, 2007. 8.

김동희, 행정법 I, 박영사. p.539, 1999.

김상기, 건강보험 지역가입자 20% '의료사각지대', 데일리메디. 2004년 7월 18
일자

김상용, 의료기관의 법적 책임에 관한 연구, 연세대학교 보건환경 고위정책과
정, p.7, 1998.

김성돈, "세칭 보라매병원사건에 대한 1심법원판결과 2심법원판결의 비교ㆍ
분석", 법조 52(4): pp.71-99, 2003.

김용욱, 형법상 생명보호원칙과 치료중단, 의료법학 3(1): p.44, 2002. 6.

김윤, 응급의료의 질 향상 방안, 대한병원협회지 33(6): pp.31-33, 2004. 11-12.

김윤신 외, 공중보건학, 메디칼코리아, p.24, 2007. 8.

김일수ㆍ서보학, 형법총론(제11판), 박영사, pp.345-346, 2006. 3.

김일순ㆍN. Fotion, 새롭게 알아야 할 의료윤리, 현암사, p.195, 1993.

김준호, 채권총칙, 법문사, pp.208-210, 2007. 2.

김중호ㆍ한성숙 외 4인, 병원윤리위원회 조직과 기능 및 활성화방안연구, 한
국의료윤리교육학회지, 7(1): pp.1-18, 2004. 6.

김진현, 보장성 확대와 보험급여 우선순위 설정, 건강보장 30주년 기념 심포지
엄, p.131, 2007. 9.

김창엽, 경제ㆍ사회ㆍ문화적 권리 국가인권정책 기본계획 수립을 위한 건강권
기초현황조사, 국가인권위원회, pp.19-44, 2004. 8.

_____, 저소득층 의료보장 장기발전 계획에 관한 연구, 서울대학교 보건대학
원ㆍ보건복지부, pp.44-107, 2003.

김철수, 헌법학신론(제18전정신판), 박영사, pp.277-282, 2008. 3.

김태홍, 응급의료체계의 문제점과 개선방향 정책자료집, 김태홍 국회의원실,
pp.51-60, 2001. 9.

김향규, 행정과 법, 대영문화사, 2006. 1.

김혁돈, 환자의 자기결정권과 치료중단, 형사법연구 제25호(2006년 여름), 한국
형사법학회, p.127, 2006. 6.

김현집, 의사-환자 '잠재적 범법자'(연명치료 중단의 법ㆍ정책적 대토론회),
의협신보(제3602호), 2002년 4월 4일자

김형배, 채권각론, 박영사, p.827, 1997.

대한민국정부, 2007년도 기금운영계획, pp.253-270, 2007.

대한의사협회, 의료법학론, 법문사, pp.69-70, 2008. 3.

도병수, 응급의료체계(EMSS), 보건복지부 · 국립의료원 중앙응급의료센터, pp.112 - 115, 2007. 5.

류화진, 상고심을 맞이한 소위 "보라매병원사건"에 관한 연구, 부산대 법학연구 45(1): pp.151 - 180, 2004. 12.

문국진, 임상법의학, 일조각, p.34, 1997. 1.

문성제, 의사의 설득의무의 한계와 환자의 자기결정권, 의료법학 2(1): pp.425 - 426, 2001. 6.

_____, 공공보건의료와 자기결정권의 갈등, 한국의료법학회지 10(2): p.36, 2002. 10.

박상기, 형법총론(제7판), 박영사, pp.159 - 160, 2007. 9.

박석건 · 정유석, 병원의료윤리위원회 운영의 경험과 교훈, 의료 · 윤리 · 교육 2(1): pp.84, 1999.

박승진, 의료법, 한국사법행정학회, p.143, 2001. 11.

박연옥 · 고은정 외 2인, 퇴원심의 Task Force Team 운영분석, 의료 · 윤리 · 교육 4(1): p.5, 2001. 7.

박영태, 응급의료에 관한 법률개정법률, 법제 515호, 법제처, p.67, 2000. 11.

박윤형, 응급의료체계 확립으로 의료이용의 편의 제고, 나라경제 5월호, 국민경제교육연구소, p.83, 1995. 5.

배종대, 기대가능성이론의 발전과 우리 형법 50년, 형사법연구 제18호, 한국형사법학회, p.94, 2002. 12.

_____, 형법총론(제9개정판), 홍문사, pp.317 - 318, p.402, 2008.

배현아, 응급의료법체계에서의 의사의 책임, 연세대학교 박사학위 논문, p.7, 2006.

범경철, 응급의료에 있어서 의사의 미수금대불청구권, 의료법학 4(1): pp.346 - 366, 2003. 6.

_____, 의사의 설명의무와 환자의 자기결정권, 의료법학, 4(2): p.374, 대한의료법학회, 2003. 12.

_____, 의료행위 개념의 확대, 의료법학 5(1): pp.661 - 676, 2004. 7.

보건복지부, 2007년도 보건복지위원회 국정감사요구자료, 2007. 9.

보건복지부, 2005년도 국정감사(자료 Ⅳ, Ⅴ) 보건복지위원회요구자료, 2005. 9.

보건복지부, 2005년도 보건복지부 소관 세입 · 세출 예산안 개요, 2006.

보건복지부, 2005회계연도 결산 사업설명자료(Ⅳ - Ⅰ), 2006. 2. 24.

보건복지부, 2004년도 국정감사자료(등록 2004. 11. 08. 국회도서관), 2004.

보건복지부, 제269회 국회국정감사자료(정기회) 주요업무 추진현황, 2007. 10.

보건복지부 · 국립의료원 중앙응급의료센터, 대국민 응급의료서비스 인지도

　　　및 만족도 조사, 2006. 10.

보건복지부 기초생활보장심의관실, 2005년도 주요업무보고자료, '국민복지체
　　　감도 향상 및 빈곤걱정 없는 사회로', 2005년도 국정감사 보건복지위
　　　원회의원요구자료(자료 V), 2005.

보건복지부, 2005년도 보건복지백서, 보건복지부, pp.347 – 354, 2006. 7.

보건복지부, 2008년도 보건복지가족부위원회 국정감사요구자료, 2008. 10.

보건복지부, 2008년도 보건복지가족부위원회 국정감사요구자료 추가 Ⅲ – 1
　　　노르웨이 – 스웨덴 응급의료체계 출장보고서, 2006. 6.

보건신문사, 2008년도 보건연감, 보건신문사, pp.473 – 490, 2008. 4.

서진배 · 차수봉, 행정쟁송법강의, 한국학술정보(주), pp.396 – 398, 2008. 3.

석희태, 의료계약, 사법행정학회 제335호, pp.56 – 60, 1988.

성낙인, 기본권의 개념과 범위 소고, 고시계 제459호, p.98, 1995. 5.

소한나, 응급의료비용 미수금대불제도 이용관련 요인, 연세대 교육대학원 석
　　　사논문, p.15, 2008.

손경애, 응급의료비 대불제도의 효율적 운영에 관한 연구, 서강대학교 석사학
　　　위논문, p.31, 2004.

손명세, 치료중단의 윤리문제와 법적 장치, 대한의사협회지 41(7): pp.707 – 711, 1998.

손명세 · 유호종, 의료에서의 사전의사결정에 대한 도덕적 검토, 의료윤리교육
　　　4(1): p.6, 2001. 7.

손용근, 의료과오소송에 있어서 입증의 경감에 관한 연구, 연세대학교 대학원
　　　박사학위 논문, p.28, 1996.

송기민, 고수경, 박다진, 현행 사회보험 권리구제제도의 문제점과 개선방안,
　　　사회보장연구 22(2): pp.189 – 202, 2006. 6.

송태종 · 전수영, 형법총론, 한국학술정보(주), p.210, 2007. 12.

신기수, 말기 환자의 치료중단(사회경제적 측면), 한국 호스피스 · 완화의료학
　　　회 1999년 제2차 동계 심포지엄, p.161, 1999. 2.

신동운, 형법총론(제2판), 법문사, pp.316 – 331, 2006. 5.

신현호, 의료소송총론, 육법사, p.160, 1997.

_____, 보라매병원사건에 관한 대법원판결의 평가와 의미, 의료법학 5(2):
　　　pp.169 – 170, 2004. 12.

_____, 호스피스 · 완화의료에 대한 형법적 연구, 고려대학교 대학원, 박사학
　　　위논문, pp.11 – 20, p.142, 2005. 12.

심희기, 의사의 치료중단행위와 살인방조죄의 성부, 형사중요판례연구, 고시
　　　연구, pp.202 – 214, 2004. 11.

안동준, 형법총론, 학현사, 1998. 1.

_____, 형법전 시행 이후의 위법성에 관한 학설과 판례, 형사법연구, 한국형사법학회, 제18호, pp.115–119, 2002 겨울.

안명옥, 선진응급의료체계 구축을 위한 정책과제, 2006 국정감사정책자료집, 2006. 11.

안민경, 응급의료비 미수금대불제도의 활성화방안, 연세대학교 석사학위 논문, pp.26–38, 2006. 12.

오상원, 형법산책, 홍익대학교 출판부, pp.164–165, 2006. 6.

유선경, 형법상 안락사·존엄사에 관한 연구, 단국대 대학원, 박사학위 논문, pp.74–76, 2001.

유호종a, 연명치료 중단의 정당성 근거와 조건, 의료·윤리·교육 5(2), pp.1–9, 2002. 12.

_____b, 치료중단 지침을 둘러싼 우리 사회의 논란에 대한 법적, 윤리적 검토, 한국의료법학회지 10(2): p.79, 2002. 12.

유호종·손명세, 의료법윤리학 서설, 동림사, p.78, 2002. 3.

유호종·손명세·이경환, 의료문제에 대한 윤리와 법의 통합적 접근; 의료법윤리학 서설, 동림사, pp.311–312, 2002. 3.

윤진수, 의사 그리고 법－부모의 치료거부에 대한 의사의 조치, 의협신보 2002년 4월 22일자

의료정책연구소, 2004년도 의료관련 주요판례에 대한 조사·분석, 대한의사협회, p.15, 2004.

이덕환, 의료행위와 법, 문영사, pp.2–26, 2003. 8.

이미애, 연명치료 중단결정과정에서 환자의 자기결정권이 차지하는 위치, 교수논총 제20호, 한세대학교, p.175, 2004. 12. 30.

이상규, 행정쟁송법(제5판), 법문사, p.63, 2000.

이상돈, 생명유지의무 판단주체 '의사', 연명치료 중단의 법·정책적 대토론회, 치료중단과 법정책, p.21, 2002. 4. 11.

_____, 치료중단과 법정책 <하>, 의협신보 제3606호. p.26, 2002. 4. 18.

_____, 생명공학과 법, 아카넷, pp.284–307, 2003. 2.

이신호, 응급의료체계 구축에 인한 사회적 비용편익분석, 한국보건산업진흥원, p.47, 2008.

이용식, 현대형법이론 Ⅰ, 박영사, p.317, 2008. 3.

이윤성, 임종환자의 연명치료 중단에 관한 의료지침1('품위 있는 죽음' 누가 막을 수 있을까), 의협신보, 2002. 6. 10.

이은영, 채권각론, 박영사, p.705, 1994.

이인영, 면책적 긴급피난에 관한 연구, 진리논단 제9호, 천안대학교, p.326, 2004.

이재상, 형법총론(제5판), 박영사, pp.265 – 275, 2005.

이정원, 의학적 권고에 반한 퇴원으로 사망한 환자에 대한 형사책임, 비교형사
법연구 제6권 제2호(통권 제11호), 한국비교형사법학회, p.378, 2004. 12.

이진석, 국민건강보험과 민간의료보험의 합리적 역할 설정, 건강보장 30주년
기념 심포지엄, p.107, 2007. 9.

이창수, Schiavo 사건의 법적 시사점, 법학연구 제11권, 서울대학교 법과대학,
p.15, 2006. 8.

이형국, 형법총론(제4판), 법문사, pp.170, 2007.

장영수, 헌법학(제3판), 홍문사, p.858, 2008. 3.

전현희, 대한민국 국민건강보험제도의 과거, 현재 그리고 미래, 의료법학 5(1):
p344, 2004. 7.

_____, 소생가능 중환자의 치료중단, 임상내과 2(6): pp145 – 146, 2004. 9.

정구영, 선진외국의 응급의료제도, 대한병원협회지, p.72, 2004.

정규원, 연명치료중단, 의료법학 제6권 제1호, 대한의료법학회, p.53, 2005. 6.

정성근 · 박광민, 형법총론(제3판), 삼지원, p.215, 2006. 2.

정동근, "구멍 뚫린 응급의료체계 (5)佛 · 美 선진 응급의료체계", 문화일보
2001년 11월 5일

정웅석, 세칭 보라매병원사건 제1심, 제2심 판결에 관한 형사법적 고찰, 의료
법학 4(1): pp.153 – 193, 2003. 6.

정유석, 국내 의료윤리 문제들에 대한 인터넷 토의, 의료 · 윤리 · 교육 2(1):
pp.177 – 187, 1999.

정현미, 의료형법, 세창출판사, pp.61 – 62, 2007. 8.

정효성, 보라매병원사건 판결과 법적 · 사회적 합의, 의협신보 제3595호, 2002
년 3월 11일자

조상제, "의사의 응급의료의무와 치료의무", 형사판례연구[8], 형사판례연구회,
박영사, p.93, 2000.

조인호, 치료중단행위에 대한 의료형법적 고찰, 의료법학 9(1): pp.10 – 28, 2008.

조정환, 행정법(上), 진원사, pp.851 – 852, 2006. 9.

중앙응급의료센터, 유럽응급의료체계 견학귀국보고서, 2005. 1.

중앙응급의료센터, 일본응급의료체계 견학출장보고서, 2004. 11.

지원림, 민법강의(제6판), 홍문사, pp.1088 – 1102, 2008. 1.

진계호, 피해자의 양해와 승낙, 사회과학논총 제13권, 전주대학교 사회과학연

구소, pp.1 – 3, 1997.

진계호·이존걸, 형법총론(제8판), 대왕사, p.325, 2007. 10.

차용석, 추정적 승낙, 고시계 1981년 11월호(통권 297호), pp.33 – 46, 1981. 10.

_____, 한국 형법 및 형법학의 정체성을 찾아서, 형사법연구 제18호, 한국형
        사법학회, p.14, 2002. 겨울.

최병호, 차세대 건강보험의 비전과 전망, 한국건강보장의 비전과 전망 – 건강
        보장 30주년 기념 심포지엄, 2007. 9.

최우찬 역, Albin Eser 저, 판례형법총론(불법과 정당화에 관한 일반원칙), 법문
        사, 2007. 5.

최재천, 박영호, 홍영균, 의료형법, 육법사, pp.252 – 253, 2003. 10.

추호경, 의료과오론, 육법사, p.68, 1992.

하태영 역, Hans Lilie 저, 안락사에 관한 독일 최신판례의 동향, 동아법학 제20
        호, pp.274 – 281, 1996. 2.

_____, 환자의 자의퇴원과 의사의 치료중단, 범죄방지포럼 통권 제15권, 한국
        범죄방지재단, p.52, 2004. 4.

_____, 형사철학과 형사정책, 법문사, pp.273 – 275, 2007. 7.

하태훈, 생명연장을 위한 의료행위, 의사의 의무인가, 시민과 변호사 89, 서울
        지방변호사회, pp.18 – 19, 2001. 6.

_____, 상관의 명령에 복종한 행위와 그 형사책임, 법학연구 제12권 제4호(통
        권 제17호), 연세대학교 법학연구소, p.10, 2002. 12.

한견우, 행정법(Ⅰ), 제2판, 홍문사, p.735, 1995.

한국보건사회연구원, 자활사업실태조사 결과, 2002.

한상훈, 안락사의 허용성에 대한 비교법적 고찰, 형사법연구 제21권, 한국형사
        법학회, 2004. 6.

한성숙·정순아·고규희, DNR에 대한 간호사의 인식 및 태도조사, 간호행정
        학회지 제7권 제3호, 2001.

한성숙·한미현·용진선, DNR에 대한 의사들의 인식 및 태도조사, 의료·윤
        리·교육 제6권 제1호(통권 제9호), 한국의료윤리교육학회, 2003. 6.

한승훈, "우리나라 사회보험행정상 심급적 행정심판을 위한 법제적 고찰", 사
        회보장연구 제20권 제3호, p.205, 2004.

한정환, 범죄구성요건의 실현에 대한 양해와 승낙, 형사법연구 제14호, p.134,
        2000.

_____, 의식불명 상태의 환자에 대한 의사의 치료의무, 형사법연구 제18호,
        한국형사법학회, pp.235 – 248, 2002. 12.

허영, 한국헌법론(4판), 박영사, p.346, 2008. 2.

허일태, 무의미한 치료의 중단, 대한의사협회지 44(9): pp.414 – 415, 2001. 9.

_____, "의학적 충고에 반한 퇴원조치와 의사의 형사책임", 비교형사법연구 4(2): p.633, 2002.

홍정선, 신행정법입문, 박영사, pp.264 – 268, 2008. 1.

홍준형, 법정책의 이론과 실제, 법문사, p.4, 2008. 2.

Albert K Tsai, Robert W Schaferermeyer, David Kalifon, Roger M et al., Evaluation and Treatment of Minor; Reference on Consent. Ann Emerg Med. 22(7): pp.1211 – 1217, 1999.

Andrew Grubb. Consent to Treatment: The Competent Patient. Principles of Medical Law. Oxford University press. pp.144, 2004.

Barry R. Furrow, Health Law, West group, pp.854 – 855. 2000.

James Munby. Consent to Treatment: Children and the Incompetent Patient. Principles of Medical Law. Oxford University press. pp.215, 2004.

Jeremy R. Simon, MD, Ph.D, Refusal of Care: The Physician – Patient Relationship and Decisionmaking Capacity. Annals of Emergency Medicine, 50(4): pp.456 – 461, 2007. 10.

Jhon Keown, 'Extract from The Report of the Hause of Lords Select Committee on Medical Ethics', Euthanasia Examined – ethical, clinical and legal perspectives, Cambridge Univ. Press, 1997.

Kennedy, 'The Patient on the Clapham Omnibus', Mod. L. R. 47. p.454, 1984.

Kobusingye OC, Hyder AA, Bishai D et al., Emergency medical systems in low – and middle – income contries; recommendations for action. Bulletin of the World Health Organization 83(8): pp.626 – 631, 2005.

Margaret Otlowski, Voluntary Euthanasia and the Common law, Oxford, p.35, 1997.

Pres. Commission, Making Health Care Decisions. Wash. D.C; U.S. Gov't. Print. OFFICE, p.36, p.132, 1982.

Randall T. Shepard 'Family Decisionmaking and Forgoing Treatment: A Judicial Persective' Issues in Law & Medicine, 10(3): p.251, 1994.

Razzak JA Kellermann AL. Emergency medical care in developing countries: is it worthwhile?. Bulletin of the World Health Organization 80(11): pp.900 – 905, 2002.

Lynne D. Richardson MD, Ula Hwang MD, MPH. America's Health Care Safety Net Intact or Unraveling?, Academic Emergency Medicine 8(11): pp.1056 – 1063, 2001.

Robert A. Bitterman, MD,JD,FACEP. Providing emergency care under federal law; EMTALA. American College of Emergency Physicians. p.25, 2001.

Claus Roxin, Strafrecht, Allgemeiner Teil, I, § 13 Rn 63, p.289, 1992.

Sara Rosenbaum, Brian Kamoie. Finding a Way Through the Hospital Door; The Role of EMTALA in Public Health Emergencies. Journal of Law, Medicine&Ethics, 31. pp.590 – 591, 2003.

Stanley Gore, 'Decision Making On Behalf Of Incompetent Patients', Legal Medical Quarterly Vols. 12 – 16, p.16, 1998 – 1992.

Sullivan DJ. Patient discharge against medical advice. ED Legal Letter. 7(9). pp.91 – 100, 1996.

Thomas P. O'Toole, Jose J et al., Medical Debt and Aggressive Debt Restitution Practices: Predatory Billing Among the Urban Poor, Journal of General Internal Med. 19(7), pp.772 – 778, 2004.

http://squre.umin.ac.jp/masashi/eglish.html

http://en.wikipedia.org/wiki/Tony_Bland

http://www.hira.or.kr

http://www.oecd.org/department

http://www.unhchr.ch/udhr/lang/eng.htm

http://healthycity.seoul.go.kr

http://likms.assembly.go.kr/

http://www.irdes.fr/EcoSante/DownLoad/OECDHealthData

http://www.scielosp.org/

http://findarticles.com/p/articles/

http://www.thenyic.org/images/uploads/uninsured%20-%20korean.pdf

http://www.munhwa.com/news/view.html?no=2001110501012825012002.)

송기민 ──────────────────────

한양대학교 사범대학 졸업
서강대학교 대학원 법학과 졸업(법학 석사)
한양대학교 대학원 보건학과 졸업(보건학 박사)
건강보험심사평가원
한국보건복지인력개발원
법무법인 정세 연구위원
법무법인 인화 연구위원
국민건강보험공단 직무교육 강의
대전대학교 의료경영학과 강의
고려대학교 법무대학원 의료법학과 강의
한양대학교 보건학과 강의
현) 한양대학교 고령사회연구원 연구교수

가족의 치료중단 요구와
의사의 생명보호의무

경제적 사유로 치료를 중단할 수 있는가?

초판인쇄 | 2011년 2월 1일
초판발행 | 2011년 2월 1일

지 은 이 | 송기민
펴 낸 이 | 채종준
펴 낸 곳 | 한국학술정보㈜
주   소 | 경기도 파주시 교하읍 문발리 파주출판문화정보산업단지 513-5
전   화 | 031) 908-3181(대표)
팩   스 | 031) 908-3189
홈페이지 | http://ebook.kstudy.com
E-mail | 출판사업부 publish@kstudy.com
등   록 | 제일산-115호(2000. 6. 19)

ISBN   978-89-268-1906-7 93510 (Paper Book)
       978-89-268-1907-4 98510 (e-Book)